Divo G. Müller
Karin Hertzer

# TRAINING FÜR DIE
# FASZIEN

## Die Erfolgsformel für ein straffes Bindegewebe

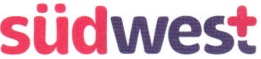

# INHALT

# VORWORT

Liebe Leserinnen und Leser,
herzlich willkommen in der faszinierenden Welt der Faszien und willkommen zu diesem innovativen Training für ein straffes Bindegewebe. Karin Hertzer, Dr. Robert Schleip und ich freuen uns darauf, unsere Begeisterung für dieses *Aschenputtel-Organ* mit Ihnen zu teilen.

In diesem Buch haben wir Inhalte, Konzepte und neue wissenschaftliche Erkenntnisse zusammengetragen, die sich speziell mit dem Straffen und Kräftigen des Bindegewebes beschäftigen. Daher richtet sich dieses Buch an Menschen, die unter weichem, sogenanntem schwachen Bindegewebe, Überbeweglichkeit und Cellulite leiden. Veröffentlichungen mit Basisübungen für das Training der Faszien gibt es bereits mehrere auf dem deutschen Buchmarkt – dort kommen dann vor allem unbewegliche Menschen auf ihre Kosten. Die meisten dieser faszienorientierten Programme wurden maßgeblich von dem Trainingsansatz der Fascial Fitness inspiriert, den wir als Kernteam von Sportwissenschaftlern, Fitnesscoaches und Körpertherapeuten in enger Zusammenarbeit mit der Fascia Research Group, Ulm, unter Leitung von Dr. Robert Schleip entwickelt haben.

Dieses Buch hat sich ein anderes und spezielles Ziel gesetzt, denn hier geht es darum, den Spannungszustand des Gewebes und damit die Körperkontur zu verbessern. In welch großem Umfang dieses sogenannte Tonisieren von den Faszien mitbestimmt wird, erfahren Sie im spannenden Theorieteil dieses Buches, bei dem wir uns mit vereinten Kräften bemüht haben, fundierte, teils komplexe wissenschaftliche Inhalte anschaulich und mit lebendigen Bildern zu erläutern.

Lassen Sie sich beim Lesen von unserer Faszination für die Faszien anstecken, denn es lohnt sich! Dann verstehen Sie Ihren Körper besser, finden beim Selbsttest heraus, welcher Bindegewebstyp Sie sind – und können das im zweiten Teil vorgestellte Trainingsprogramm optimal nutzen.

Das Thema Straffen des Bindegewebes spricht wohl in erster Linie eine weibliche Klientel an, denn Frauen sind aus rein biologischen Gründen mit einem eher nachgiebigen Bindegewebe ausgestattet. Ansonsten würde kein Baby das Licht der Welt erblicken. Das Älterwerden und die Einwirkung der Schwerkraft fordern dann noch mal einen natürlichen Tribut, dem wir aber nicht tatenlos zusehen müssen. Die Inhalte und Übungen in diesem Buch richten sich daher speziell an Frauen, deren Bindegewebe zu nachgiebig ist und deren Muskeln zu schlaff sind. Bösartige Begriffe dazu gibt es viele, sie reichen von *Schlaffi* über *Wackelpudding* bis hin zu *Flatterfleisch*. Den einen oder anderen benutze ich selbst ab und zu im Buch, nehmen Sie mir das bitte nicht übel! Da ich als reife Frau in den Mittfünfzigern ebenfalls zu dieser Spezies gehöre, traue ich mich das – mit einer großen Prise Humor.

Zugegeben, die Motivation für dieses Buch ist auch aus Eigennutz entstanden, denn mein persönliches Motto lautet nicht nur „Zurück zur Natur", sondern auch „Zurück zur Kontur". Das Schöne an diesem spezifischen Faszientraining ist, dass die Übungen hocheffizient sind, um den Körper zu formen, Muskeln zu straffen und Cellulite entscheidend zu verbessern, aber auch großen Spaß machen. Die Frauen in meinen Kursen jedenfalls lieben die federnde Dynamik, die Kraft der Powersounds und die muskuläre Herausforderung. Und nicht zuletzt das Rundum-Wohlgefühl am Ende eines Trainings.

Viel Freude beim Lesen des Theorieteils und beim Umsetzen der Übungen. Dabei geht es nicht so sehr um verbissenen Ehrgeiz und Perfektion, sondern vielmehr um das Erobern eines kraftvollen, elastischen und straffen Faszienkörpers. Wohlbefinden inklusive!

München, im Juli 2015
Divo Müller

# * THEORIE *

## Entdecken Sie mit uns die
## Faszination Faszien!

* In diesem theoretischen Teil des Buches erwarten Sie aktuelle Konzepte aus der internationalen Faszienforschung, die die Bedeutung dieses bislang vernachlässigten Gewebes neu und wiederentdeckt hat.

Zuerst geht es uns um grundlegende Fragen – also darum, was Faszien überhaupt sind und welchen beeindruckenden Beitrag dieses lebendige körperweite Netzwerk für unser Wohlbefinden, unsere Bewegung und die Körperkontur leistet.

In der Hauptsache beschäftigen wir uns hier mit dem schwachen, schlaffen oder zu nachgiebigen Bindegewebstyp – und bieten Hintergrundwissen, wissenschaftliche Erkenntnisse und Informationen, die Ihnen helfen herauszufinden, wie Sie wohlgespannt und wohlgeformt durchs Leben gehen. *

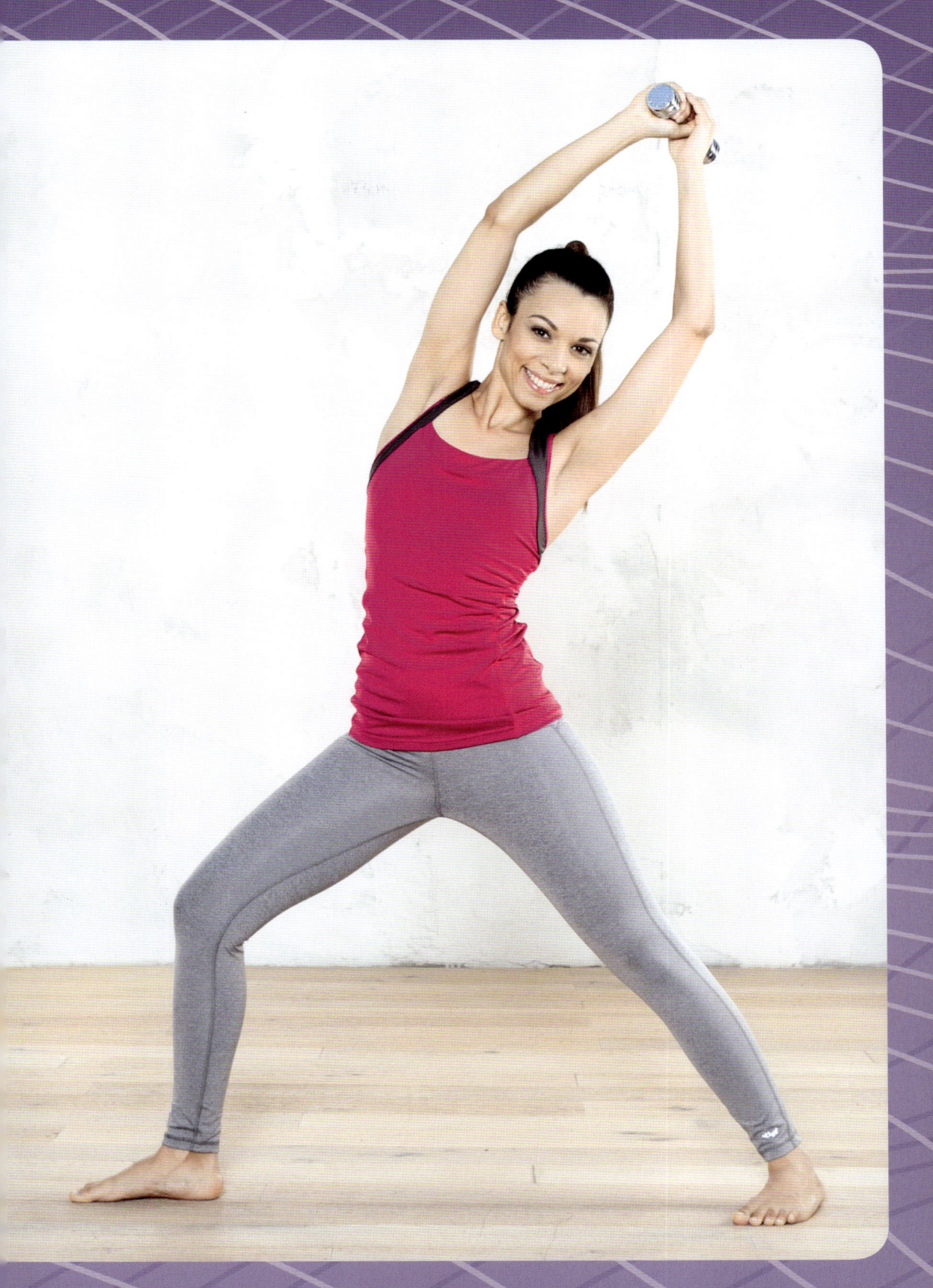

# KAPITEL 1

## Faszien: das vergessene Organ

Bis vor ein paar Jahren waren Faszien nur wenigen Insidern bekannt. Neben einigen alternativen Manualtherapeuten und im wahrsten Sinne des Wortes eingefleischten Wissenschaftlern hatte lediglich noch die Fleischindustrie ein Interesse daran, sich mit dem *weißen, fasrigen Zeug* auseinanderzusetzen – zartes Fleisch verkauft sich nun mal besser als zähes.

Zart oder zäh, diese Frage wird ganz wesentlich auf der Ebene des intramuskulären Bindegewebes entschieden. Einer kleinen Gruppe von Manualtherapeuten – allen voran den Osteopathen – war das muskuläre Bindegewebe bereits im letzten Jahrhundert ein Begriff. Bereits der Urvater der Osteopathie Andrew Taylor Still (1828–1917) hatte der Faszie außergewöhnliche Eigenschaften und eine umfassende Bedeutung für Heilung zugesprochen. Allerdings rein intuitiv, seine Erkenntnisse entzogen sich einer klaren wissenschaftlichen Grundlage. Dr. Ida Rolf, eine amerikanische Biochemikerin, entwickelte daraus das Rolfing, eine Bindegewebsmassage, und es entstanden weitere sogenannte myofasziale Therapien, die beachtliche Heilerfolge aufweisen konnten. Dennoch waren die dafür herangezogenen Erklärungsmodelle aus heutiger Sicht veraltet und nur wenig überzeugend.

Mittlerweile herrscht weltweit Aufbruchstimmung. Seit dem ersten internationalen Fascia Research Congress 2007, der an der renommierten Harvard Medical School in Boston stattfand, ist das Thema Faszien en vogue. Angeführt wird dieses Feld von Pionieren und Andersdenkern wie der jungen, aufstrebenden Anatomieprofessorin Carla Stecco (Universität Padua), die erst kürzlich in einem historischen Akt den ersten Faszien-Anatomieatlas der Medizingeschichte veröffentlicht hat. Oder von der führenden Faszienforscherin Dr. Helen Langevin (Harvard Medical School), die unter anderem herausfand, dass die Wirkung der Akupunktur auch auf eine Stimulation der bindegewebigen Kollagenfasern und der Kollagen produzierenden Zellen, der Fibroblasten, zurückzuführen ist. Und von dem spätberufenen Forscher Dr. Robert Schleip (Fascia Research Group, Universität Ulm), der seine Karriere als Psychologe und Körpertherapeut (Rolfer und Feldenkraislehrer) begann und inzwischen zum internationalen Netzwerker in Sachen Faszination Faszien avanciert ist.

Manches aus dem Bereich der aktuellen Forschung belegt altes intuitives Wissen und damit die dem unseriösen Bauchgefühl zugeschriebenen Erkenntnisse von Andrew Taylor Still und Kollegen. Manches muss aus heutiger Sicht relativiert und neu bewertet werden. Doch darüber hinaus führt das bislang von der medizinischen Forschung als relativ wertloses Füllmaterial vernachlässigte Gewebe in echtes Neuland. Und immer mehr entpuppen sich dieses bindegewebige Netz und sein flüssiger Gegenspieler, die Grundsubstanz, zu einem wahren Tausendsassa-Gespann, das an allen Ecken und Enden des Körpers zu finden ist. Im menschlichen Organismus sind Faszien nicht nur an jeder Bewegung beteiligt, sie sind offensichtlich mitverantwortlich für zahlreiche Krankheitsbilder wie chronische Rückenschmerzen und viele andere Formen von Weichteilbeschwerden. Sie interagieren unmittelbar mit dem autonomen Nervensystem und reagieren sensibel auf Stress, zudem scheinen sie unser größtes Sinnesorgan für die Körperwahrnehmung zu sein. Eine aktuelle, hoffnungsvolle Spur deutet sogar darauf hin, dass auch die Entwicklung von Krebs mit dieser Matrix des Lebens zu tun haben könnte – woraus sich möglicherweise neue Behandlungsansätze ergeben.

Noch stehen wir am Anfang und vieles bedarf weiterer geduldiger und fundierter Forschung. Eines zeichnet sich aber bereits ab: dass das bislang zum reinen *Lückenbüßer* verunglimpfte Gewebe derzeit einen nicht aufzuhaltenden Siegeszug antritt – mit weitreichender Bedeutung für Bewegung, Gesundheit und Therapie. Die modernen Untersuchungstechniken machen es möglich, das Zeitalter des Bindegewebes hat begonnen.

# Vom Aschenputtel-Organ ins Rampenlicht

Erst seit Kurzem wissen wir also, dass das Bindegewebe eines der am meisten unterschätzten Gewebe unseres Körpers ist. Aktuelle Forschungen belegen, dass die Faszien eine wichtige Basis für die körperliche Gesundheit und sportliche Leistungsfähigkeit bilden. Die wissenschaftlichen Entdeckungen der internationalen Faszienforschung sorgen für aufsehenerregende Erkenntnisse, die eine Neuorientierung für den leistungsorientierten Sport und die medizinische Rehabilitation zur Folge haben.

Das gilt auch für alle Bewegungsprogramme, bei denen Gesundheit und körperliche Fitness im Fokus stehen. Faszien sind bei jeder Bewegung beteiligt – beim Laufen, Tanzen und Hüpfen, aber auch beim Werfen und Dehnen.

Gesunde Faszienstrukturen bilden schützende Gelenkkapseln, halten die Rückenmuskeln unter stabiler Spannung und sorgen für eine straffe Körperkontur. Als Sinnesorgan sorgen sie für ein geschmeidig-elegantes Bewegungsbild – und sie sind maßgeblich daran beteiligt, ob wir uns im eigenen Körper wohl- und zu Hause fühlen. Es gibt also genug Gründe, diesem faszinierenden Netzwerk nach Jahren der Vernachlässigung nun mehr Aufmerksamkeit zu schenken.

## Gesunde Faszien – harmonische Bewegung

Unser Körper besteht zu einem überraschend großen Anteil aus Faszien. Bei einem erwachsenen Menschen sind es alles in allem 18 bis 23 Kilogramm Bindegewebe, die je nach Zusammensetzung und Bauweise unterschiedliche Aufgaben übernehmen. Um zu verstehen, wie straffes und kräftiges Bindegewebe aufgebaut ist, schauen wir uns speziell die Faszien der Skelettmuskeln genauer an. Sie sind an jeder Bewegung beteiligt, erlauben es uns, aufrecht zu stehen oder zu sitzen, zu gehen und zu laufen. Sie sind aber auch beteiligt, wenn wir uns drehen, krümmen und hinhocken, wenn wir den Kopf bewegen oder einen Ball werfen. Der Grund: Die Skelettmuskeln werden umgeben und durchdrungen von einem Netzwerk aus Faszien, die nach einem klugen biologischen Bauplan angeordnet sind.

# Faszien: das Ganzkörpernetz

Das muskuläre Bindegewebe ist ein dreidimensionales Geflecht, das den Körper in jede denkbare Richtung durchzieht: von oben nach unten, von vorn nach hinten, von außen nach innen. Wie der Name Bindegewebe also treffend beschreibt, verwebt es als körperweites Netzwerk Strukturen miteinander. Es bildet je nach Funktion und Belastung zugfeste Gurte und derbe Häute, formt aber auch sehr flexible Hüllen und zarte Beutel.

Das muskuläre Bindegewebe besteht im Wesentlichen aus Kollagenfasern und Bindegewebszellen sowie aus jeder Menge Wasser. Die kollagenen Fäden verdichten sich je nach Körperkontext und Anforderung zu flächigen Membranen, sie verweben sich aber auch in einer schier endlosen Kontinuität bis ins Innerste des Muskels hinein. Intramuskulär erscheint Kollagen als zartes Gespinst, um sich schließlich noch feiner aufzudröseln und jede einzelne Muskelfaser zu umgarnen. Daher sprechen wir in diesem Buch auch immer wieder vom kollagenen Netzwerk.

## Das Orangenmodell

Um zu verstehen, wie die Faszien im Körper organisiert sind, eignet sich das Orangenmodell: Entfernen Sie die Schale einer Orange und schauen Sie an deren Innenseite, dann entspricht das sich darin befindende weißliche Fasergewebe der Oberflächenfaszie (Fascia superficialis), dem Unterhautfettgewebe. Diese obere Schicht ist deutlich abgegrenzt von der nächsten darunterliegenden, denn Sie halten zum einen die Schale und – getrennt davon – das in eine Hülle verpackte Fruchtfleisch als kompaktes Ganzes in der Hand.

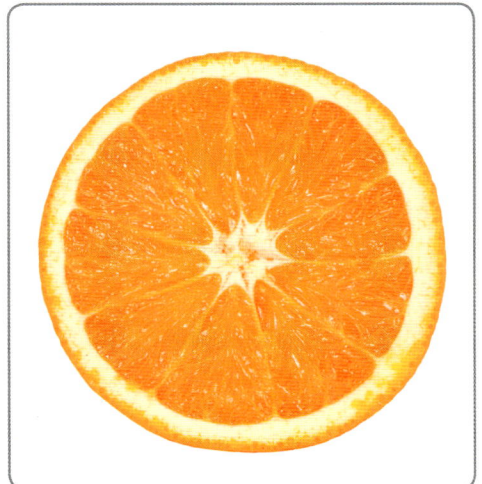

Verblüffende Ähnlichkeit: Ob Orange oder Mensch – beide bestehen aus jeder Menge Wasser, das nach dem Beutel-in-Beutel-Prinzip geschickt verpackt ist.

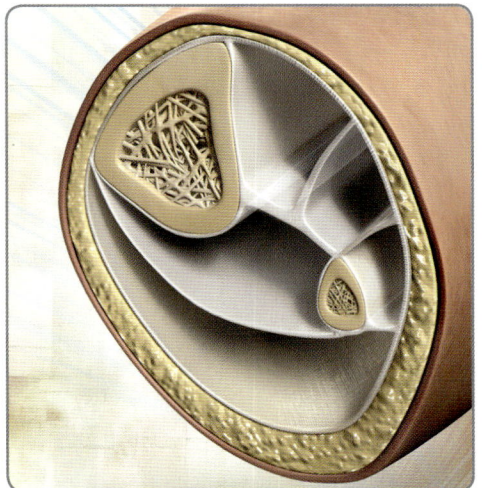

Schnitt durch den Oberschenkel: Bindegewebe strukturiert den Körper in sogenannte Septen – vergleichbar mit den Schnitzen der Orange.

Analog dazu befindet sich beim menschlichen Körper unter dem Unterhautfett-gewebe das Muskelgewebe, das komplett von der unmittelbar darunterliegenden sogenannten tiefen Faszie (Fascia profunda) umhüllt ist. Ich nenne diese Schicht im Training salopp den *Cat-Bodysuit,* da sie uns im Idealfall wie ein stramm sitzender Gymnastikanzug zusammenhält. Diese Schicht ist von zahlreichen Nerven und Blut-gefäßen durchzogen und weist in jungen Jahren eine beträchtliche Zugspannung auf – zumindest solange die kollagenen Fasern straff gespannt sind. Erst mit dem Älterwerden, unter Bewegungsmangel oder bei schlechter Lebensführung gehen die Kollagenfasern regelrecht aus dem Leim. Dann verliert der Körper seine Spannkraft, er wird schlaff und wir fallen aus der bislang klar definierten Körperform.

## Von Schnitzen und Septen

Bleiben wir beim Orangenmodell: Als Nächstes zerteilen Sie die Frucht in einzelne Orangenschnitze. Im Muskel bilden die Faszien stützende Trennwände, sogenannte Septen. Sie unterteilen den Muskel in kleinere funktionelle Einheiten. Vergleichbar mit den Orangenschnitzen sind auch einzelne Muskeln jeweils in eine kollagene Hülle verpackt, in das sogenannte Epimysium. Öffnen Sie einen Orangenschnitz, dann läuft Saft, aber Sie erkennen beim genauen Hinsehen auch, dass die süße Flüssigkeit in noch zartere Beutelchen verpackt ist. Übertragen auf die Organisation im Muskel entsprechen diese dem intramuskulären Bindegewebe, dem Perimysium. Doch die Kontinuität unseres Kollagennetzwerks reicht sogar noch weiter, es um-garnt als Mikrostruktur jede einzelne Muskelfaser. Diese hauchdünne Bindegewebs-schicht heißt Endomysium.

Dr. Robert Schleip: „Unsere Skelettmuskeln bestehen meist nicht aus einem einzel-nen Strang, der am Knochen angewachsen ist. Dann wären sie nicht so dehnbar und zugleich kräftig und reißfest, um alle möglichen Bewegungen ausführen zu können." Unsere Muskeln sind also – nach einem bestimmten Bauprinzip – aus Tausenden von Fasern aufgebaut, die in ein besonders straffes Fasziengewebe, die Sehnen, münden und erst danach mit der Knochenhaut beziehungsweise mit gewissen Ansatzstellen am Knochen verwachsen sind. In der Natur hat sich für den inneren Aufbau der Skelettmuskeln das Hülle-in-Hülle-Prinzip bewährt, bei dem mehrere Muskelfasern in einzelnen Hüllen gebündelt werden und mehrere Muskelbündel wiederum von einem äußeren Schlauch umhüllt sind.

Wenn Sie einen Muskel von innen nach außen anschauen, entdecken Sie drei Arten von Hüllen:

**1** Endomysium (endo = innen, innerhalb): Diese hauchdünnen Faszien umfassen jede einzelne Muskelfaser.

**2** Perimysium (peri = um/herum, umher): Diese faszialen Hüllen fassen mehrere jeweils vom Endomysium ummantelte Muskelfasern zu Bündeln zusammen. Da diese Bündel nebeneinander in einem Schlauch liegen, bilden sie die stützenden Trennwände darin.

**3** Epimysium (epi = auf, darüber, darauf): Dies ist die äußere Faszienhülle um den kompletten Muskel, der alle Muskelfaserbündel wie in einem Schlauch zusammenhält. Das Epimysium besteht aus einem Bindegewebe, das etwa einen halben bis einen Millimeter dick ist.

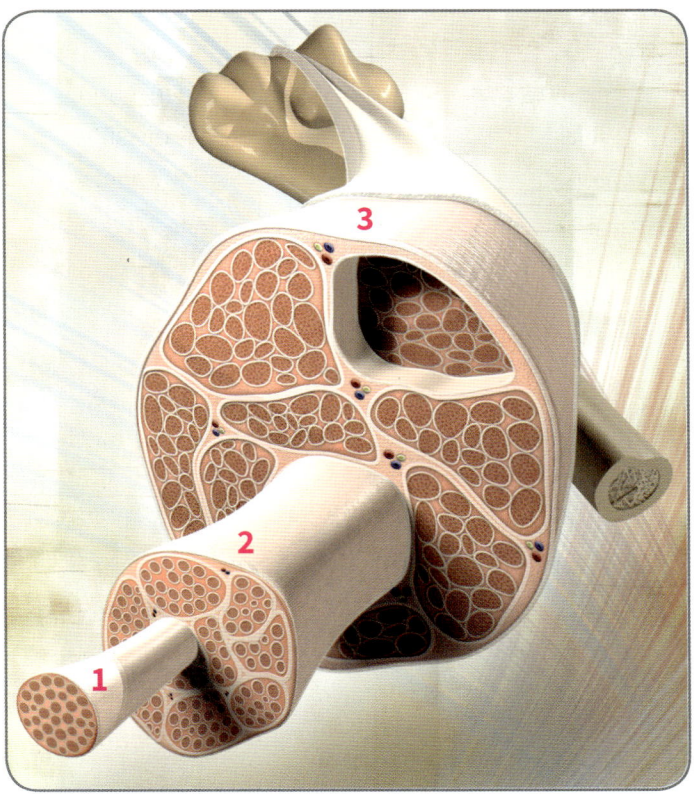

Ein körperweites Netzwerk umhüllt, durchzieht und vernetzt alle Muskeln. Dabei verwebt sich der Eiweißbaustein Kollagen mal zu einer dehnbaren Hülle um den Muskel, teilt sich in zartere Beutel um einzelne Muskelbündel auf, verwebt diese wiederum in Form feiner *Spinnenfäden* innerhalb des Muskels miteinander und umgarnt schließlich jede einzelne Muskelfaser.

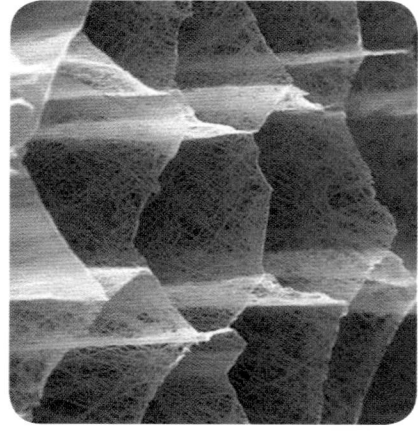

Feinste Fasern: Diese Abbildung zeigt die feine Hülle um die einzelnen Muskelfasern, das sogenannte Endomysium. Beeindruckend ist die geometrische Biostruktur, die in ihrer Form an Bienenwaben erinnert. Es gibt Vermutungen, dass die Kontinuität des *kollagenen Fadens* sogar bis in die Körperzelle hineinreicht.

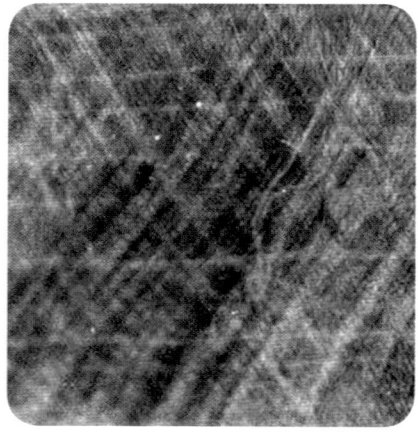

Diese geordnete Scherengitter-Struktur ist ein Kennzeichen von jugendlichen und gesunden Faszien. Die Anatomieprofessorin Carla Stecco (Universität Padua) fand heraus, dass der  Winkel hier exakt 58 Grad beträgt. Diese Scherengitter-Struktur finden wir unter anderem in den Muskelhüllen, dem Epimysium.

# Ein anpassungsfähiges Netzwerk

Beim Faszientraining nutzen wir die Anatomie der vernetzten Kontinuität und sind von der enormen Anpassungsfähigkeit des Kollagengewebes beeindruckt. Je nach körperlicher Anforderung und Kontext bilden sich belastbare Membranen oder zugresistente Gurte, aber auch nachgiebige Hüllen.

Ein praktisches Beispiel: Wenn Sie sich an die Außenseite Ihres Oberschenkels fassen, fühlt sich diese meist ausgeprägter und fester an als die Innenseite. Beim krabbelnden Kleinkind ist die Oberschenkelaußenseite noch genauso weich wie die Innenseite. Aber durch die Auseinandersetzung mit der Schwerkraft und die Fähigkeit, auf einem Bein zu stehen und schließlich als langbeiniges *Lauftier* Mensch auf zwei Beinen zu gehen, zu laufen und zu hüpfen, vernetzt sich die Faszienmembran der Außenseite des Oberschenkels zu einer Halt und Stabilität gebenden Struktur. Doch wie beim Muskel gilt auch auf der Ebene des Bindegewebes die unerbittliche Realität des Wolff'schen Gesetzes „Use it or lose it" – „Nutze oder verliere es". Beim Gehen und Laufen belasten wir das Gewebe ganz automatisch, doch bei notorischen Stubenhockern und dem damit verbundenen Wenigbelasten der Oberschenkelfaszie verliert die vormals straff gespannte Hülle ihre Festigkeit und Struktur. Zudem gehen auch grundlegende von der Evolution und Biologie in vielen Jahrmillionen errungene Bewegungsfähigkeiten verloren, etwa der geschmeidige, leichtfüßige Gang und das energieeffiziente Ausdauerlaufen. Hinzu kommt der *Niedergang der Ästhetik,* denn all das lässt den Oberschenkel schlaff und unförmig werden.

Die Formbarkeit des Gewebes ist aber auch Ansporn. Durch adäquate Trainingsreize können die kollagenen Strukturen im Laufe der Zeit wieder kräftig und wohlgespannt werden. Daher lautet das motivierende Fazit: Faszien sind trainierbar!

## Der Körper als Fluss

Bei aller Begeisterung für die Wandlungsfähigkeit der Kollagenfasern sollten wir eines nicht vergessen: Bindegewebe besteht aus Fasern, aber im Wesentlichen – wie die Orange – aus Flüssigkeit. Umgekehrt kann man es auch so sehen: Wasser macht den größten Volumenanteil im Gewebe aus und wurde als eine clevere Erfindung der Evolution nach einem Beutel-in-Beutel-Prinzip äußerst geschickt im menschlichen Organismus verpackt. Es ist eine immer noch viel zu wenig beachtete Tatsache, dass der lebendige Körper zum größten Teil aus dem salzhaltigen Urmeer besteht, aus dem unsere Vorfahren vor ungefähr einer halben Milliarde Jahre an Land gekrochen sind. Demnach sind auch moderne Menschen klug verpacktes Wasser (je nach Lebensalter mit einem Körperwassergehalt von 80 bis 50 Prozent), das die Natur in ein kollagenes Netzwerk aus unzähligen Taschen und Beuteln eingebunden hat.
Für das Training der Faszien und deren fließende Dynamik sind die Erkenntnisse der modernen Wasserforschung von großer Bedeutung. Mehr dazu lesen Sie im Kapitel „Bindegewebe, Wasser und fließende Dynamik" auf Seite 49ff.

# Die straffe Hülle ist wichtiger als viel Masse

An dieser Stelle möchte ich Ihnen das *Modell Wurstpelle und Wurstmasse* vorstellen: Eine Wurst besteht aus einer breiartigen Masse, die in die Pelle eingetütet wird. Diese Metapher ist leicht nachzuvollziehen, denn auch die Muskelmasse wird in der Muskelhülle, dem Epimysium, verpackt. Dabei ist es wichtig, dass sich ausreichend Masse innerhalb der Hülle befindet.

Für eine straffe Körperkontur ist es jedoch nicht notwendig, möglichst viel Masse aufzubauen und als aufgepumptes Michelin-Männchen rumzulaufen – sofern das nicht Ihrem persönlichen Schönheitsideal entspricht. Ist die umgebende kollagene Muskelhülle kräftig und straff gespannt, dann weisen schlanke Muskeln eine klar definierte und ästhetisch grazile Form auf. Gleichermaßen gilt: Auch wenn ein Körper über einen höheren Fettanteil verfügt, ist die Körperform runder und weicher und weiblich wohlgeformt dank gut gespannter jugendlicher Faszien.

Erst wenn das Kollagen erschlafft, fängt das Fett an, wabbelig auszusehen, und die vormals runden und weiblichen Konturen fallen aus der Form. Schlanksein hat also nicht nur mit Muskelmasse und Fettanteil zu tun, sondern auch sehr viel mit der Spannung des umhüllenden Bindegewebes, also mit den Faszien.

Warum das entscheidend ist, durfte ich bei einem Laborbesuch miterleben: Die Forscher legten einen Schnitz festes Muskelfleisch in ein Reagenzglas und fügten ein Enzym bei, welches das rote Muskelfleisch erhält und nur die weißlichen kollagenen Faseranteile binnen weniger Stunden auflöst. Danach hatte das Muskelfleisch seine ehemals feste Konsistenz verloren und verhielt sich bei Kippbewegungen des Reagenzglases ähnlich wie zähflüssiger Sirup.

Übertragen auf das Faszientraining heißt das, dass wir uns zum einen auf das gezielte Straffen des intramuskulären Bindegewebes konzentrieren. Zum anderen soll die Hülle um den Muskel kräftig und gespannt werden. In Zusammenarbeit mit Dr. Robert Schleip und seinen Kollegen haben wir daher neue Übungen entwickelt. Diese sollen die Bindegewebszellen, die Fibroblasten, anregen, im kollagenen Netzwerk der Muskelhülle verstärkt Fasern anzulegen. Gemäß dem Motto „Hier geht es um die Hülle und weniger um die Wurst". Um dieses wirkungsvolle Trainingsprinzip zu verstehen, ist es notwendig, die Architektur der Faszien und deren Baumeister, die Fibroblasten, besser kennenzulernen.

## * Im Überblick: die 7 wichtigsten Faszienketten *

**Die Faszien des Oberkörpers**
1. Die Schulter-Ellenbogen-Kette
2. Die Brust-Armbeuger-Kette

**Die Faszien der Mitte**
3. Das abdominale Netz: gerader, schräger und querer Bauchmuskel

**Die Faszien der Rückseite**
4. Die diagonale Rückenmuskel-Gesäßmuskel-Kette

**Die Faszien des Unterkörpers**
5. Die Plantarsehnen-Fersenpolster-Achillessehnen-Kette
6. Die Fußgewölbe-Adduktoren-Beckenboden-Kette
7. Die Fascia lata: die Faszie des Oberschenkels

# Die 7 wichtigsten Faszienketten

Faszien durchziehen unseren ganzen Körper und vernetzen sich in sogenannten myofaszialen Ketten – dieses anatomische Prinzip der vernetzten Spannung machte bereits der Amerikaner Tom Myers bekannt, der die myofaszialen Zuglinien eindrücklich beschrieb. Im Folgenden stellen wir Ihnen die wichtigsten Faszienketten vor. Im Praxisteil des Faszientrainings finden Sie dann für jede Kette die jeweils speziellen Übungen, um dieses dreidimensionale Netzwerk rundum zu kräftigen.

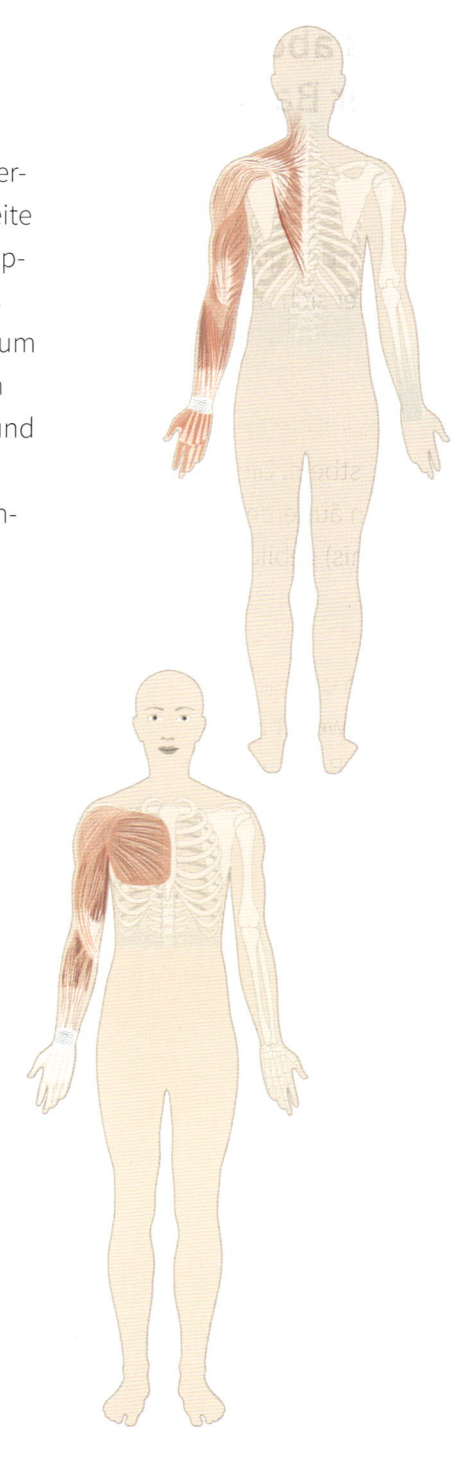

# 1. Die Schulter-Ellenbogen-Kette

Die Kette verläuft von der Außenseite des Unterarms zum Ellenbogen und weiter zur Außenseite des Oberarms mit dem wichtigen lateralen Septum, das sich mit der Faszie des Deltamuskels (Musculus deltoideus) vernetzt. Dieser wiederum bildet einerseits die Verlängerung zum oberen Teil des Trapezmuskels (Musculus trapezius) und Nackens, und andererseits über den mittleren und unteren Teil des Trapezmuskels die Verlängerung zur Wirbelsäule.

# 2. Die Brust-Armbeuger-Kette

Diese Kette zieht von der Innenseite des Unterarms über den Ellenbogen in die Beugerseite des Oberarms inklusive Bizeps (Musculus biceps brachii). Weiter vernetzt sie sich mit dem großen Brustmuskel (Musculus pectoralis major) bis zum Brustbein.

## 3. Das abdominale Netz: gerader, schräger und querer Bauchmuskel

Das abdominale Netz ist ein Geflecht in mehreren Schichten und Richtungen, in gerader, schräger und querer Lage. Dieses Netzwerk reicht bis in den innersten, den queren Bauchmuskel (Musculus transversus abdominis) hinein, der sich wiederum unmittelbar mit dem Beckenboden vernetzt.

Die oberste, vertikal verlaufende Schicht wird vom geraden Bauchmuskel (Musculus rectus abdominis) gebildet. Diese zieht vom Schambein bis zum Brustbein. Die zweite, tiefer gelegene Schicht verläuft diagonal und wird vom äußeren schrägen Bauchmuskel (Musculus obliquus externus abdominis) gebildet, der den seitlichen Brustkorb von oben außen nach unten entlangzieht. Von dort verwebt er seine Maschen weiter in den inneren schrägen Bauchmuskel (Musculus obliquus internus abdominis), der nach unten und außen zieht. Darunter befindet sich der quere Bauchmuskel, der im Verbund mit dem Beckenboden die innerste Schicht darstellt. Diese tiefe quer verlaufende Schicht bildet zudem ein „inneres fasziales Mieder" – sie reicht bis in die tiefste Membranschicht der großen Rückenfaszie (Fascia thoracolumbalis) hinein und gewährleistet somit auch die Stabilität der Lendenwirbel.

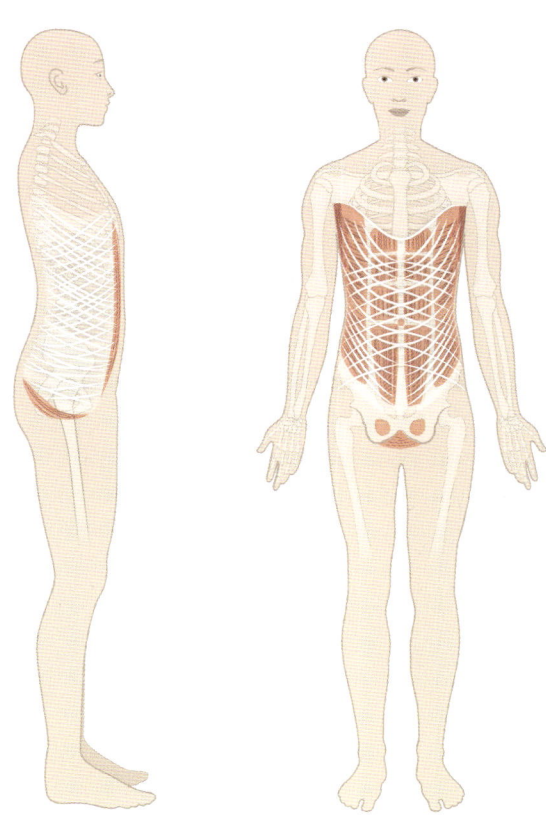

## 4. Die diagonale Rückenmuskel-Gesäßmuskel-Kette

Diese weiträumige diagonale Kette spannt sich vom großen Gesäßmuskel (Musculus glutaeus maximus) zum großen Rückenmuskel (Musculus latissimus dorsi) und wird von der oberflächlichen Schicht der großen Rückenfaszie bedeckt. Hierbei wird der Oberkörper mit dem Unterkörper vernetzt und die Elastizität dieser Kette nimmt unter anderem Einfluss auf das Schwingen der Arme und Beine beim Gehen. Die auffallend kräftige große Rückenfaszie lässt vermuten, dass der Rücken für große Belastungen ausgelegt ist, und gut gespannte Hüllen um den großen Gesäßmuskel formen einen knackigen Po.

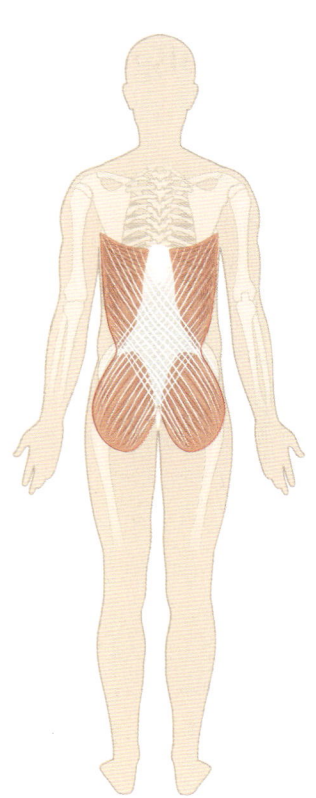

## 5. Die Plantarsehnen-Fersenpolster-Achillessehnen-Kette

Diese Kette wird von der faserigen Bedeckung der gesamten Fußsohle gebildet. Sie reicht von den Zehenballen bis zur Ferse und nennt sich Plantaraponeurose (Aponeurosis plantaris) oder wie in diesem Buch Plantarfaszie. Diese Plantarfaszie verdichtet sich zum Fersenpolster, das das Fersenbein bedeckt. Als leicht verschiebbare Umlenkplatte verbindet sie sich mit dem hinteren Teil der Achillessehne. Die Achillessehne wiederum setzt sich in ihrer weitaus längeren Aponeurose, einer Sehnenplatte, fort, die fast bis zum Knie reicht.

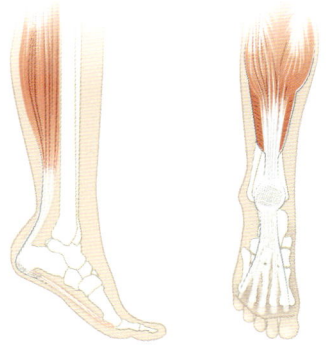

## 6. Die Fußgewölbe-Adduktoren-Beckenboden-Kette

Diese Kette zieht von der Fußinnenseite zwischen Ferse und Innenknöchel hindurch und von dort an die Innenseite des Unterschenkels. Sie verläuft tief verborgen im Unterschenkel zwischen Schien- und Wadenbein vor den Wadenmuskeln und erstreckt sich weiter bis an die Innenseite des Knies. Dabei verstärken diese Faszien die Kniegelenkskapsel und auch die Bänder des Kniegelenks. Im weiteren Verlauf zieht diese Kette bis in die Adduktorengruppe, eine kompakte Muskelgruppe an der Innenseite des Oberschenkels. Die Adduktoren (Musculus adductor magnus, Musculus adductor longus, Musculus adductor brevis, Musculus adductor minimus, Musculus gracilis und Musculus pectineus) setzen am Becken an und verweben sich dort mit dem vorderen Beckenboden.

## 7. Die Faszie des Oberschenkels

Die großflächige Fascia lata beginnt am Beckenkamm und zieht von dort entlang der Oberschenkelaußenseite bis unters Knie. Der große Gesäßmuskel sowie der Schenkelbindenspanner (Musculus tensor fasciae latae) – ein kleiner, aber kräftiger Muskel, der am vorderen Beckenrand entspringt – wirken gemeinsam als *Membranspanner*. Dieser magischen siebten Faszie räumen wir für das Training zum Straffen des Bindegewebes eine Sonderstellung ein, denn die Oberschenkelfaszie und deren spezielle Ausformung an der Außenseite des Oberschenkels, der Tractus iliotibialis, sind für eine straffe Kontur zuständig. So spielt diese Faszie bei allen Fragen um das Thema Cellulite eine zentrale Rolle, und wir widmen uns ihr mit den speziellen Übungen für einen wohlgeformten Oberschenkel im Cellulite-Special ab Seite 160ff.

# KAPITEL 2

## Geniale Gewebe-Architektur

Studien zeigen: Kollagengewebe von jungen Menschen sowie gut trainierte Muskel-
faszien weisen häufig eine scherengitterartige Struktur auf. Das gilt speziell für
Gewebe, die im Alltag in unterschiedliche Richtungen gedehnt werden. Dies ist zum
Beispiel bei Muskelhüllen im Bereich von kräftigen Muskelbäuchen der Fall, denn
hier wird die Hülle bei einer Muskelanspannung nicht nur (wie die Sehnen) in die
Länge gezogen, sondern durch die gleichzeitige Verdickung des Muskelbauches
auch in die Breite gedehnt. Die scherengitterartige Architektur der Fasern meistert
diese unterschiedlichen Anforderungen genial. Dass sich diese Struktur im Laufe des
Lebens und bei zu wenig Bewegung verändert, zeigt die folgende Grafik.

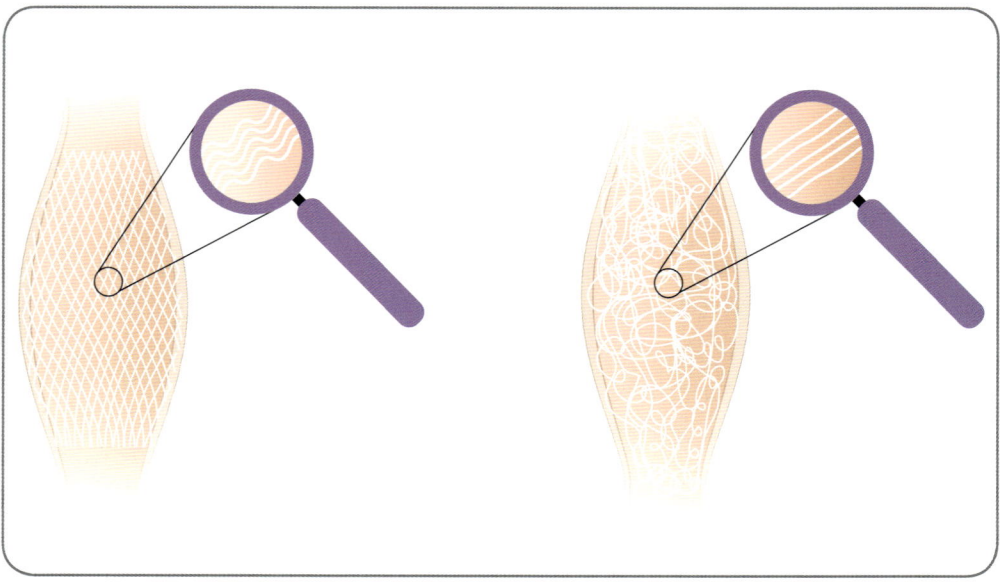

Wer sich nicht bewegt, verklebt. Unter Bewegungsmangel verlieren Faszien ihre scherengitterartige
Ordnung, wuchern wild in jede Richtung und verfilzen regelrecht. Zusätzlich geht die gewellte
Mikrostruktur der einzelnen Kollagenfasern verloren und damit auch federnde, elastische Spann-
kraft (rechts im Bild).

# Bindegewebe: das Bewegungsorgan

„Mensch, beweg dich!" Diese Aufforderung gilt ganz speziell für die Faszien. Diese treffende Aussage stammt von dem bekannten Sportmediziner und Betreuer der deutschen Fußballnationalmannschaft Dr. Müller-Wohlfahrt, der unter diesem Titel vor Jahren ein Buch über die sportliche Trainierbarkeit des Bindegewebes veröffentlicht hat.

Ist Bindegewebe jung und elastisch, dann weist die Mikrostruktur der einzelnen Kollagenfasern zudem eine deutliche Wellung aus. Wissenschaftler gehen davon aus, dass dieser raffinierte Bauplan eine wesentliche Grundlage für die elastische Speicherkapazität von gut trainiertem Kollagen bildet. Diese phänomenale Eigenschaft, kinetische Energie (Bewegungsenergie) kurzfristig zu speichern und dynamisch wieder freizusetzen, ermöglicht fröhliches Hüpfen, federnde Sprungkraft oder effiziente Langlaufleistungen.

Im Älterwerden, aber vor allem durch Bewegungsmangel verliert das Gewebe seine scherengitterartige Makro- und seine wellenförmige Mikrostruktur. Die Kollagenfasern reagieren auf Zugspannung nicht länger wie eine elastische Sprungfeder, sondern eher wie ein sprödes Seil. Die Fasern wuchern chaotisch in jede Richtung aus, bilden zahlreiche Querverstrebungen und verfilzen geradezu. Alltägliche Bewegungen werden schwerfällig und mühsam. Wir können uns nicht mehr so leicht vornüberbeugen, um zum Beispiel die Schnürsenkel zuzubinden, oder verlieren beim Treppensteigen federnde Spannkraft. Der Grund dafür liegt dann weniger in verkürzten Muskeln, sondern darin, dass die faszialen Muskelhüllen spröde geworden sind.

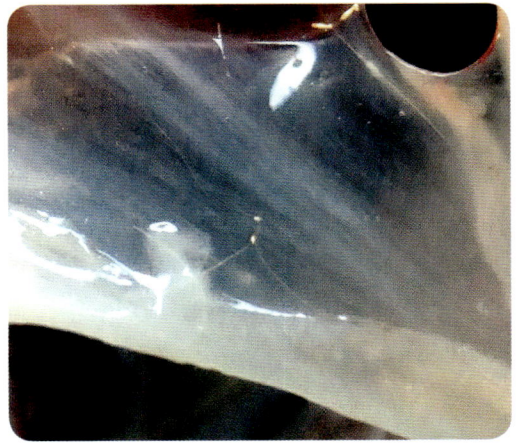

Gesunde Faszien sind „juicy" – saftig. Die Jugendlichkeit und die Gleitfähigkeit der Kollagengewebe werden maßgeblich von der Dynamik der flüssigen Grundsubstanz bestimmt.

# Myofibroblasten: Baumeister der Kollagengewebe

## 5 Fragen an Dr. Robert Schleip

Ein gesunder Körper reagiert sofort auf Verletzungen, die durch einen Unfall oder eine Operation außen an der Haut oder im Innern entstanden sind. Dazu sendet das lokale Gewebe so schnell wie möglich Signale aus, um nacheinander mehrere Zellreaktionen in Gang zu setzen – mit dem Ziel, die Wunde durch eine Narbe wieder zu schließen.

### 1. Welche Zellen sind beim Heilungsprozess besonders aktiv?

Dr. Schleip: „Das sind die Myofibroblasten, die wir an der Universität Ulm recht gut erforscht haben. Ich nenne sie Supermänner, weil sie viermal so kräftig sind und auch viel mehr Kollagen produzieren können wie normale Fibroblasten, aus denen sie üblicherweise entstanden sind."

### 2. Dann also noch mal zu den Fibroblasten. Welche Funktion haben sie?

Dr. Schleip: „Die Fibroblasten sind die ganz normalen Alleskönnerzellen im Bindegewebe. Sie erzeugen zum Beispiel Kollagen und fressen es aber auch wieder auf, wenn es alt ist. Dieselbe Aufgabe übernehmen sie auch mit den meisten anderen Bestandteilen der sie umgebenden Matrix."

### 3. Und was passiert bei einer frischen Wunde?

Dr. Schleip: „Innerhalb von wenigen Tagen nach einer Verletzung wandeln sich viele Fibroblasten um. Vorher funktionierten sie wie ein Clark Kent, den wir als Normalo aus Comics und Filmen kennen und der seiner ganz normalen Arbeit nachgeht. Aber wenn die Fibroblasten durch die Verletzung in eine bestimmte biochemische und mechanische Umgebung kommen, entwickeln sie sich innerhalb von wenigen Stunden bis Tagen zu besonders aktiven Myofibroblasten und werden – ähnlich wie Mr Kent – plötzlich zu Superman."

**4. In der ersten Phase nach einer Verletzung produziert der Myofibroblast also besonders viel Kollagen, was die Wundheilung beschleunigt, und zieht das umgebende Fasernetz kräftig zusammen, um die Wunde zu schließen. Was passiert in der zweiten Phase?**
Dr. Schleip: „Ein gesunder normaler Myofibroblast verhält sich weiterhin nur dann wie ein Supermann, wenn das auch sinnvoll ist. Wenn er also die Wunde geschlossen hat und das Gewebe fest genug ist, um Belastungen auszuhalten, begeht er eine Art Ehrenselbstmord und verschwindet. Einen solchen zellulären Harakiri-Akt bezeichnen Mediziner als Apoptose."

**5. Bei einer gut verheilten Wunde lösen sich die Myofibroblasten also nach getaner Arbeit wieder auf. Wie wir aber von Supermännern wissen, haben sicherlich auch die Myofibroblasten ihre Schwächen: Wie kommt es also, dass sie in der zweiten Phase der Wundheilung auch Probleme bereiten können?**
Dr. Schleip: „Ein Nachteil des Myofibroblasten ist, dass er zwar viel Kollagen produziert, aber später seinen selbst produzierten Müll weniger gut beseitigen kann. Das führt eher dazu, dass sich das Gewebe am Rand der Wunde verdickt.
Wir sprechen dann von Fibrotisierungen, die als bleibende Narben zu erkennen sind. Das passiert vor allem mit solchen Myofibroblasten, die sich – aus welchen Gründen auch immer – weigern, nach getaner Arbeit mittels Apoptose den Weg für andere nützlichere Gewebeelemente frei zu machen."

## * Fibrotisierung *

Der Begriff Fibrotisierung bezeichnet Wucherungen des Bindegewebes. Diese können einerseits durch die Wundheilung, aber auch aus anderen Gründen entstehen. Etwa durch Überlastung, was häufig bei Profisportlern der Fall ist. Der häufigste Grund für die Fibrotisierung – also den Verlust der geordneten Scherengitter-Architektur der Fasern – liegt allerdings in der Unterforderung der Gewebe, dem weit verbreiteten Bewegungsmangel. Kennzeichen ist das chaotische Auswuchern der Fasern, das Verfilzen und Verkleben mit anderen Strukturen. Kurzum: Die Faszien werden spröde.

# Wer sich nicht bewegt, verklebt

Im menschlichen Körper hat es die Natur so eingerichtet, dass die derben flächigen Faszien durch lockere, durchsichtige Querverbindungen miteinander vernetzt sind. Diese natürlichen Anhaftungen können Sie sich wie kleine Spinnweben vorstellen, die ein lockeres Bindegewebe bilden und so die Zwischenräume zwischen benachbarten flächigen Faszien füllen. Sie ermöglichen reibungslose Bewegungen, aber kein vollkommen freies Gleiten.

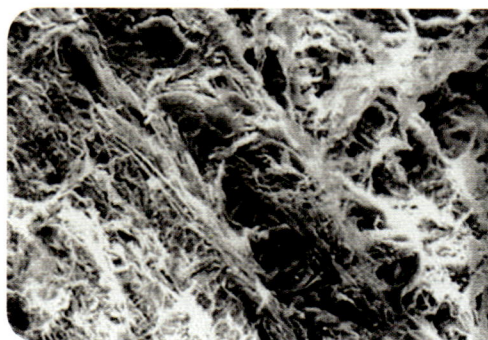 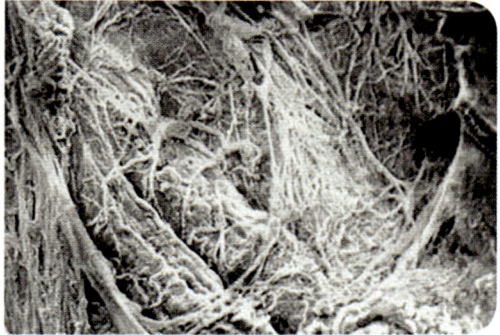

Fluffige Fasern, wie in der linken Abbildung gezeigt, sind ein Zeichen von gesundem Kollagen. Rechts hingegen sind die Fasern spröde – häufiger Grund: Bewegungsmangel.

Doch was passiert, wenn die Faszienschichten allzu fest mit den darunter befindlichen Muskelhüllen verbunden sind – also mit ihnen verkleben? In mehreren Studien konnten Forscher mittlerweile zeigen, dass die große Rückenfaszie bei vielen Menschen mit chronischen Rückenschmerzen viel zu dicht mit der darunterliegenden Muskelhülle *verbacken* ist. Sie vermuten nun, dass zahlreiche chronische Weichteilschmerzen, vor allem im Rückenbereich, mit kranken – sprich schlecht gleitenden –, flächigen Faszien zu tun haben.

„80 Prozent aller Rückenoperationen sind überflüssig", schätzt Dr. Robert Schleip. Der Faszienforscher rät daher, die Zweitmeinung eines anderen Arztes oder eines Experten einzuholen, um auch das Bindegewebe per Ultraschall genauer untersuchen zu lassen. Im Falle des Falles, dass die Faszien lokal verdickt und verklebt sind, empfiehlt Schleip die Anwendung eines gezielten und regelmäßigen Faszientrainings. Die Chancen stehen dann gut, dass Sie sich nach einigen Wochen bis Monaten wieder schmerzfrei bewegen können.

# Stress fördert Faszienverhärtung

Der alltägliche Wahnsinn – den wir üblicherweise Stress nennen und der mit ungesunder Dauererregung und einem Mangel an Regeneration und Ausgewogenheit im autonomen Nervensystem einhergeht – wirkt sich auch auf das Fasziennetzwerk aus. Wie unmittelbar das Nervensystem und der Stress die Faszien beeinflussen, hat sogar die Forscher überrascht.

Unter dem Einfluss von speziellen Botenstoffen werden die Fibroblasten geradezu überaktiv und verdrahten die Netze besonders dicht. Dann fühlt sich der stresssensible Trapezmuskel im oberen Schulterbereich so an, als wäre er zu heiß gewaschen worden und regelrecht geschrumpft. Im Volksmund nennen wir das verspannt – auf der kollagenen Ebene ist das eine Kontraktur. Fatal daran ist, dass die Verhärtung bestehen bleibt, selbst wenn die Bindegewebszellen längst mit ihrer übereifrigen Aktivität aufgehört haben. Das Lösen der Kontraktur kann dann spezielle Maßnahmen erfordern, um das Kollagen im Laufe der Zeit wieder zu entfilzen und geschmeidig werden zu lassen. Hier helfen die kundige Hand eines myofaszialen Therapeuten, das Training mit der Faszienrolle und schmelzende Dehnungen.

# Die zwei Seiten der fasziale Viskoelastizität

Straff oder schlaff – ist das alles eine Frage der Zeit? Oder spielt unsere genetische Disposition auch eine Rolle? Das ist eine berechtigte Frage, denn in der Tat bringen wir genetisch eine Grundstruktur an Kollagen mit, was unter anderem für die Entstehung von Cellulite ausschlaggebend ist (siehe Seite 161).

Unsere Gene bestimmen also mit, ob wir tendenziell zum flexiblen, nachgiebigen oder zum eher stabilen, aber steifen Bindegewebstyp neigen.

Diese Typfrage hängt von einer weiteren Eigenschaft des Kollagens ab, denn die vielseitige Eiweißfaser zeichnet sich durch eine Kombination zweier unterschiedlicher Eigenschaften aus: Viskosität und Elastizität.

## Viskosität

Honig ist eine zäh fließende Flüssigkeit und bietet dem Löffel, der ihn durchrührt, bei aller Nachgiebigkeit etwas Widerstand – das nennt sich viskos. In den Kollagengeweben ist diese viskose Eigenschaft für die Nachgiebigkeit und Flexibilität der Fasern zuständig. Je nach prozentualen Anteilen sind die Gewebe mehr oder weniger weich und leiern unter Belastung vorübergehend aus. Das gilt für einen langen Lauf ebenso wie für das bekannte Phänomen, das man von der klassischen Rumpfbeuge kennt: Hängen die Fingerspitzen zu Beginn der Übung noch einige Zentimeter vom Boden entfernt in der Luft, so sinken sie nach und nach gen Boden oder berühren diesen sogar, wenn die Position 30 bis 60 Sekunden gehalten wird – das ist ein durchaus gewünschter Effekt beim klassischen Hatha-Yoga, um vorübergehend die Flexibilität zu steigern. Diese Form der Dehnung, also eine Position zu halten und hinein zu entspannen, wird schmelzende Dehnung genannt.

In den folgenden Minuten bis Stunden ziehen sich die Gewebe jedoch wieder auf die Ursprungslänge zusammen. Dieser Creep-Effekt (engl. creep = kriechen) geht jedoch mit einem Energieverlust einher, Elastizität und die Widerstandskraft der Fasern werden zeitweise herabgesetzt. Aus diesem Grund ist es nicht empfehlenswert, unmittelbar vor einem athletischen Wettkampf oder vor dynamischen Bewegungen schmelzend zu dehnen.

# Elastizität

Elastizität bezeichnet die widerstandsfähige Festigkeit oder Steifigkeit – besonders an Geweben, die dynamischen Kräften ausgesetzt sind. Das lässt sich gut am bindegewebigen Band der Fußsohle erklären: Wäre unsere Plantarfaszie nachgiebig wie eine *Gelatineschlange,* könnten wir kaum schneller laufen als ein Faultier.

Die kräftigen kollagenen Membranen oder Sehnen verfügen über eine hohe Speicherkapazität – ähnlich wie eine elastische Sprungfeder können sie Bewegungsenergie aufnehmen und ohne nennenswerten Verlust wieder freisetzen.

Wie Elastizität funktioniert, wurde eindrücklich über Ultraschalluntersuchungen an der menschlichen Achillessehne dokumentiert: Sie verlängert sich kurz vor dem Absprung maximal – ähnlich wie ein gespanntes Gummiband –, speichert dabei Energie und setzt diese im Sprung dann wieder frei.

Fazit: Elastische Faszien, die eine hohe Spannung aushalten und federn, sind gesund und sollten durch adäquate Belastungsreize aufgebaut werden.

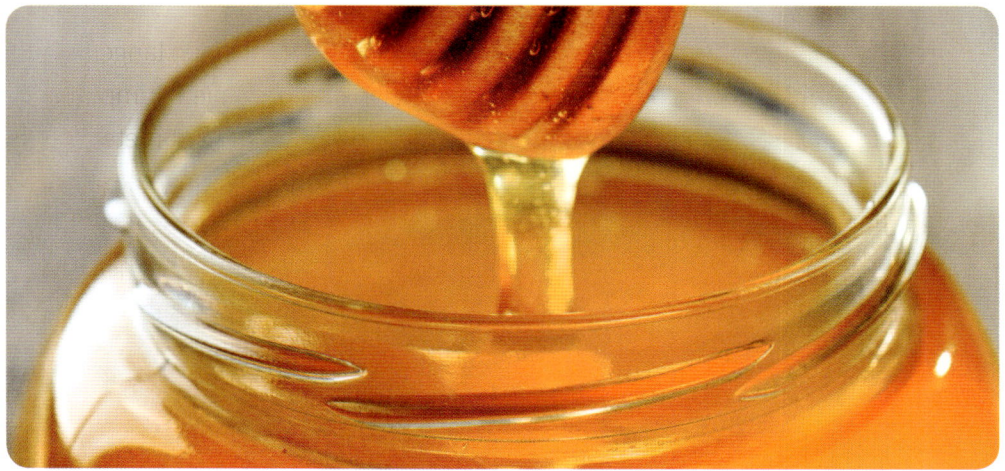

Kollagen ist viskoelastisch, und das benennt zwei herausragende Eigenschaften der im menschlichen Körper allgegenwärtigen Eiweißfaser: elastisch wie eine Stahlfeder und zähflüssig wie Honig.

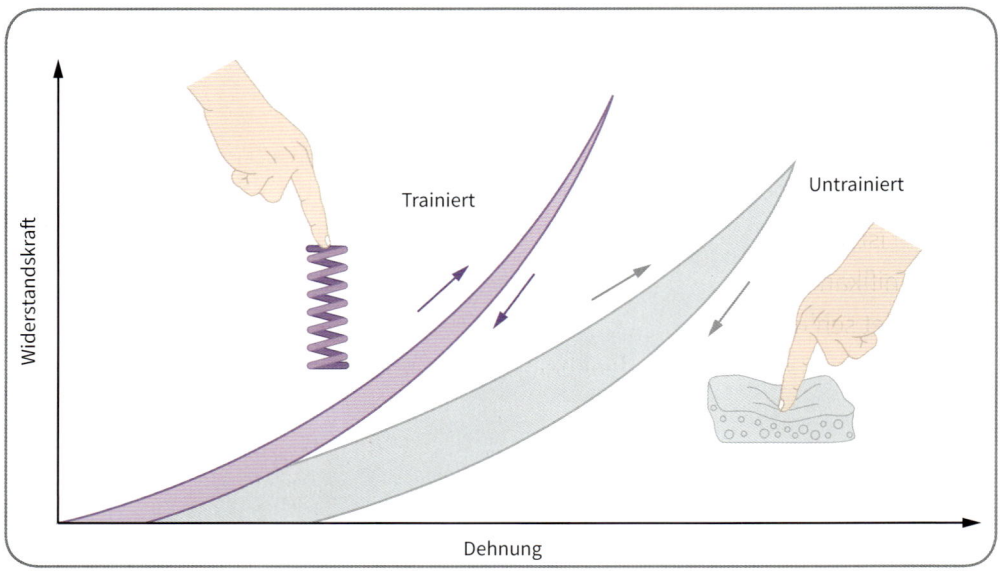

Sportwissenschaftliche Untersuchungen haben gezeigt, dass ein Gewebe, das vormals nachgiebig wie eine schlaffe Matratze war, über ein gezieltes Faszientraining im Laufe von Wochen und Monaten zu sprungfederähnlichen Eigenschaften remodelliert werden kann.

# Evolutionäre Biologie

Was haben das Topmodel Eva Padberg, die Sängerin Lady Gaga und das Schauspieler-Ehepaar Angelina Jolie und Brad Pitt gemeinsam? Sie schwören auf Yoga und üben jahrelang Positionen, die für Normalmenschen unerreichbar scheinen.
Selbst wenn Sie kein Yoga-Fan sein sollten, haben Sie sich sicherlich schon mal gefragt, wie es kommt, dass manche Menschen fürs Yoga geradezu geboren scheinen. Diese äußerst bewegliche Spezies kann die Wirbelsäule schlangenartig verbiegen, und auch die Hüftgelenke scheinen keinerlei irdisch gesetzten Grenzen bei Verrenkungen zu unterliegen. Meist bewegen sich diese Menschen mit eleganter Bewegungsanmut wie Tempeltänzerinnen durchs Leben und entsprechen von Kopf bis Fuß den verbreiteten Schlank-schön-geschmeidig-Kriterien der strengen Yoga-Gemeinde. Gutes Karma?
Andere überzeugte Yoga-Jünger mühen sich jahrelang redlich ab und erlangen nicht annähernd diese anmutige Biegsamkeit. Im Extremfall wirkt dieser unbewegliche

Typ wie ein kompakter Wikinger, der sich in eine Yogastunde verirrt hat. Fühlt sich mies an und sieht auch so aus. Schlechtes Karma?

Zum Trost sei gesagt, dass es sich dabei weder um ein persönliches Defizit noch um die gerechte Strafe für Missetaten in einem früheren Leben handelt. Naheliegend hingegen ist, dass es die Eigenschaften des muskulären Bindegewebes sind, die für diese signifikanten Unterschiede an Flexibilität und Beweglichkeit sorgen. Manchmal entscheidet schlichtweg unsere kollagene Grundausstattung darüber, ob wir eher zur Gruppe der Tempeltänzer oder eher zu den kräftigen und steifen Wikinger-Typen gehören.

## * Vom hängenden Ohrläppchen und der lockeren Zunge *

Ob Sie weiche und leicht dehnbare Faszien haben, lässt sich oft schon äußerlich erkennen. Schauen Sie am besten gleich in den Spiegel: Wie sieht Ihr Ohrläppchen aus? Und was entdecken Sie unter Ihrer Zunge? Wenn Sie dem Tempeltänzer-Typ angehören, haben Sie wahrscheinlich keine angewachsenen, sondern frei hängende Ohrläppchen. Der Grund dafür: Das weiche Bindegewebe bildet weniger Crosslinks, weil die Fibroblasten nur wenige *Spinnweben* ausbilden, mit denen sie Brücken zwischen den Geweben bauen könnten. Ohne ausreichende Crosslinks wachsen die Ohrläppchen in der embryonalen Entwicklung jedoch nicht an, sondern bilden einen nach unten ausgeprägten Bogen.

Dasselbe Prinzip gilt für das Zungenbändchen: Versuchen Sie doch mal, Ihre Zunge komplett nach hinten zu rollen. Wenn's klappt, haben Sie ein dünnes, bewegliches Zungenbändchen, das Zunge und Gaumen nur locker verbindet. Das wäre ein Hinweis auf den Tempeltänzer-Typ. Wenn Sie die Zunge nicht einrollen können, hat sich das Bindegewebe an dieser Stelle verfilzt und hält Zunge und Gaumen eng beieinander.

Um diese beiden Extremformen besser kennenzulernen, laden wir Sie zu einer Spurensuche in die weitgehend noch unbekannte Welt der Faszien ein. Zunächst werden wir uns mit den genetischen Ursachen für die beiden Bindegewebstypen beschäftigen. Und außerdem die folgende Frage beantworten: Wie haben sich eigentlich Kälte und Wärme im Laufe der Evolution auf die Gewebestruktur ausgewirkt?

## Frauen – das flexible Geschlecht?

Ob Yoga, Ballett oder Akrobatik – meist sind es Mädchen und Frauen, die von Natur aus tendenziell überbeweglich sind und ihre Gelenkigkeit sogar noch weiter trainieren, um mit spielerischer Leichtigkeit extreme Körperpositionen vorzuturnen. Dazu gehört beispielsweise, aus dem Sprung in den Spagat zu fallen oder mehrere Flickflacks hintereinander zu absolvieren.

Da Frauen aus biologischer Sicht als potenzielle Mütter gelten, hat es die Natur so eingerichtet, dass sie mit einem eher nachgiebigen Bindegewebe ausgestattet sind. Nur so sind die inneren Organe im Bauchraum gut gepolstert, und das fasziale Gewebe der Gebärmutter kann sich während der Schwangerschaft weiten, um dem ungeborenen Kind ausreichend Platz zu bieten.

Dennoch vermögen auch einige Männer in puncto Flexibilität zu überraschen. „Obwohl Mädchen und Frauen bei den überbeweglichen Typen häufiger zu finden sind als Jungs und Männer, gibt es auch männliche Schlangenmenschen, die ihre Gelenke – aufgrund eines weichen Bindegewebes – extrem überdehnen können", weiß Dr. Robert Schleip.

Im Zirkus und auf dem Tanzparkett, beim Geräteturnen und bei Talentshows geraten wir beim Zuschauen bei Männern, die sich derart gelenkig und grazil bewegen können, ins Staunen. Wohl auch, weil wir es im Bekannten- und Freundeskreis meist mit kräftig gebauten und weitgehend unbeweglichen Männern zu tun haben, mit Wikinger-Typen. Ob Männlein oder Weiblein, Wikinger oder Tempeltänzer: Jammern gilt nicht! Da Ihnen Ihre Eltern den Bindegewebstyp fürs Leben mitgegeben haben, machen Sie einfach das Beste daraus und bewegen Sie sich regelmäßig *kollagenkorrekt*. Welche Übungen aus dem Faszientraining sich dazu eignen, das Bindegewebe speziell zu kräftigen und damit zu straffen, erfahren Sie im Praxisteil ab Seite 86.

## * Männer mit weichem Bindegewebe: mal Nachteil, mal Vorteil *

Schon Hippokrates erwähnte im 4. Jahrhundert vor Christus, dass es Menschen mit einer „erschlafften Konstitution" gäbe. Der berühmteste Arzt des Altertums schrieb auch dem Volk der Skythen diese Eigenschaften zu.

Seine Vermutung: Die schlaffen nomadischen Steppenreiter verlören auch deshalb so viele Schlachten, weil ihre Schulter- und Ellenbogengelenke nicht stabil genug seien, um den Bogen richtig zu spannen.

Eine Überbeweglichkeit der Gelenke samt weichem Bindegewebe muss aber nicht grundsätzlich ein körperlicher Nachteil sein, wie das Beispiel des im 18. Jahrhundert lebenden Geigers Niccolò Paganini zeigt: Der Virtuose soll die Noten auch deshalb so atemberaubend schnell gespielt haben können, weil er wohl extrem bewegliche Hände und Finger hatte.

# Die (über-)beweglichen Tempeltänzer

Haben Sie früher im Turnunterricht versucht, einen Spagat zu machen? Wie gut ist Ihnen das gelungen? Und wenn Sie es damals geschafft haben: Können Sie es heute auch noch?

Ob's klappt oder nicht – viele von uns kommen bei Weitem nicht an die extreme Beweglichkeit mancher Tänzer und Akrobaten heran, die im Ballett, im Zirkus oder bei Varieté-Vorstellungen auftreten. Diese Menschen, die wir wegen ihrer anmutigen Bewegungen beim Yoga, im Ballett oder beim Eistanzen gern bewundern, sind genetisch so veranlagt, dass ihr Bindegewebe im Allgemeinen eine außergewöhnliche Dehnbarkeit besitzt. Doch jeder biologische Vorteil birgt auch einen Nachteil: Die häufig neidisch bewunderte Flexibilität geht auf Kosten der Robustheit der Gewebe. Ein derart weiches, nachgiebiges Bindewebe geht unter Belastung leichter aus dem Leim als ein kräftiges, widerstandsfähiges. Dann werden Knochen, Gelenke und Wirbel nicht mehr elastisch abgefedert und damit auf Abstand gehalten – sie reiben sich im Laufe der Jahre auf. Gemäß dem Kommentar, mit dem der Orthopäde einer meiner Kursteilnehmerinnen kürzlich ein neues Hüftgelenk empfahl: „Die Überbeweglichen kommen früher oder später alle dran."

Das muss unter Umständen nicht so ausgehen: „Menschen vom durchschnittlich ausgeprägten Tempeltänzer-Typ sollten ihr Kollagengewebe nicht ausgiebig dehnen, sondern vielmehr gezielt kräftigen. Die äußere Hülle um die Muskeln – das Epimysium – wird dadurch straffer und die Körperkontur deutlicher definiert", so Dr. Robert Schleip.

## Die biologischen Vorteile des Tempeltänzer-Typs

Die genetische Konstitution des Tempeltänzer-Typs gibt vor, welche biologischen Vorteile sich daraus ergeben. Diese Menschen können sich über lange Strecken

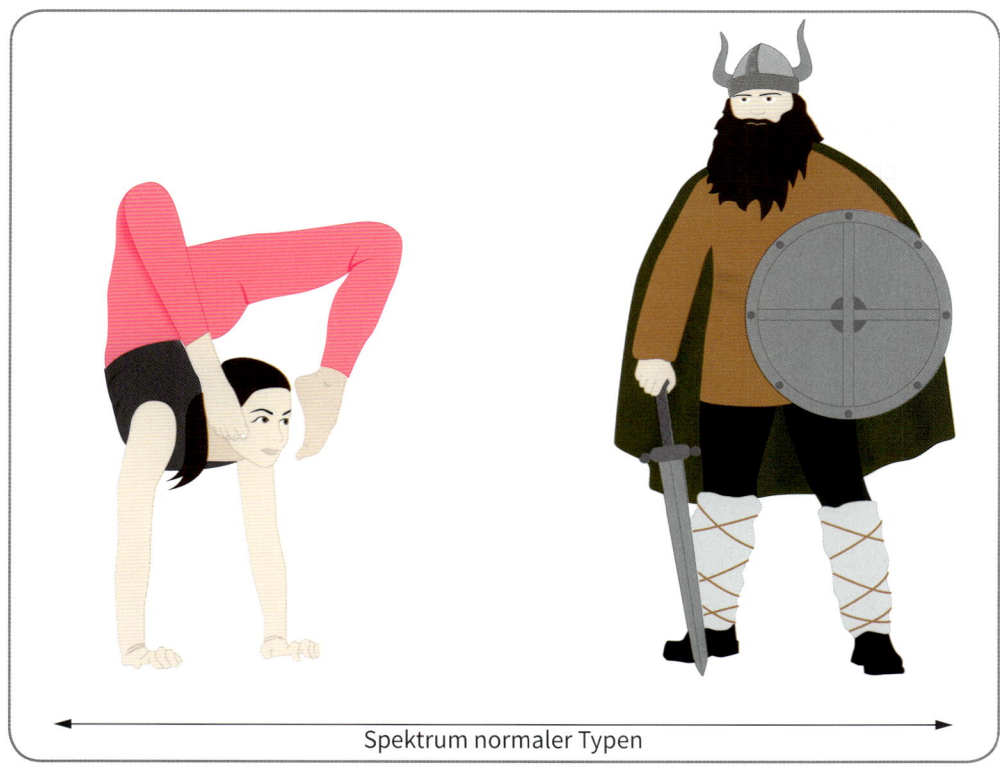

Spektrum normaler Typen

Zum Yoga geboren? Oder eher ein steifer, aber stabiler Wikinger? Darüber entscheidet die genetische Ausstattung des Bindegewebes. Jeder Typ weist funktionelle Vor-, aber auch Nachteile auf.

durch unwegsames Gelände bewegen, gewandt klettern und leichtfüßig rennen. Für die Anforderungen eines tropischen Dschungels, eines abwechslungsreichen Parcours mit herabhängenden Ästen, unwegsamen Hindernissen und hoch hängenden Früchten bietet eine hohe Beweglichkeit durchaus einen Lebensvorteil.

Warum hat es die Natur überhaupt so eingerichtet, dass Menschen als Tempeltänzer-Typen geboren werden? Dr. Schleip: „Dazu gibt es bislang nur Hypothesen, die aber sehr plausibel sind, zumal sie sich auf die Ergebnisse bisheriger Untersuchungen stützen. Niederländische Forscher haben eine Theorie entwickelt, die ich für recht einleuchtend halte. Die These lautet: Für unsere Vorfahren, die in der Umgebung einer tropischen Steppe gut überlebten, waren bestimmte Eigenschaften nützlich – und das waren unter anderem etwas längere Sehnen und eine allgemein größere Gelenkigkeit."

Stellen Sie sich hierzu folgendes Szenario vor: Im tropischen Regenwald waren diese federnden Urmenschen bei der Nahrungssuche geschickter und bei der Flucht vor dem Feind schneller, wenn sie sich ohne allzu großen Muskelaufwand wendig und flink durch den Wald bewegen konnten. Nicht nur bei der Fortbewegung im tropischen Dschungel, sondern auch beim Laufen durch die heiße Steppe wäre es lebensbedrohlich gewesen, wenn sie dabei so steif wie ein Wikinger gewesen wären. Hier war es wichtig, weite Strecken laufen zu können, ohne schnell zu überhitzen und zu ermüden. Dank einer langen und elastischen Achillessehne und deren energieeffizienter Speicherkapazität war das ohne allzu große muskuläre Anstrengung möglich.

Von diesem evolutionären Erbe profitieren Sie, sofern Sie von Natur aus flexible Faszien haben: Sie können sich anmutig bewegen und Ihre Gliedmaßen geschmeidig einsetzen. Sie haben vermutlich auch lange Achillessehnen, was Ihnen beim Dauerlauf helfen könnte, sofern Sie trainiert sind. Als werdende Mutter haben Sie weniger Probleme bei der Geburt, weil die Bänder des Beckens lang und nachgiebig sind. Aus kosmetischer Sicht haben Sie es auch gut getroffen: Ihre Wunden heilen zwar langsamer, aber die Haut sieht danach wieder schön glatt aus. Dr. Robert Schleip: „Asiatinnen, die ja oft zum Tempeltänzer-Typ gehören, haben eine weitgehend narbenlose Wundheilung – und das selbst nach vielen Schönheitsoperationen."

## Die biologischen Nachteile des Tempeltänzer-Typs

Besonders bewegliche Menschen haben oft schon in früher Kindheit Beschwerden, die bis zum Erwachsenenalter anhalten können. Studien zeigen: Dreiviertel der Betroffenen entwickeln im Alter zwischen 13 und 19 Jahren diffuse und chronische Schmerzen – vor allem Mädchen. Ein erster Hinweis ist oft, dass die Kinder und Jugendlichen als Kunststück zeigen, wie sehr sie Daumen und Finger nach hinten überstrecken können (siehe Test Seite 43ff.).

Wenn sie viel mit der Hand schreiben oder lange am Computer arbeiten, kann das jedoch zu Schmerzen führen. Häufig knackt auch die Hüfte bei bestimmten Bewegungen, das Gelenkknacken kann aber auch die Finger, den Kiefer und die Wirbel betreffen. Zu Gelenkschmerzen und Schwellungen kommt es am häufigsten in den Beinen und Füßen. Auch im Bereich der unteren Wirbelsäule sind Beschwerden möglich, die zu faszialen Rückenschmerzen führen können. Dr. Robert Schleip: „Wir vermuten, dass auch Wachstumsschmerzen oberhalb des Knies oft mit einer Überbeweglichkeit zusammenhängen." Im Laufe des Lebens entwickeln die meisten Menschen vom Tempeltänzer-Typ Senk- und Plattfüße, und sie haben häufig Rü-

## * Beweglichkeit und Psyche *

Menschen vom Tempeltänzer-Typ entwickeln statistisch gesehen häufiger eine ängstliche Persönlichkeit als Menschen mit robusterem Körperbau. Dr. Robert Schleip kann gut nachvollziehen, dass es einen Zusammenhang zwischen Motorik und Psyche gibt: „Wenn sich überbewegliche Kinder während ihres Wachstums körperlich nicht so stabil fühlen und mit schweren Lasten nicht so gut zurechtkommen wie andere, kann sich diese Erfahrung einprägen. Sie werden möglicherweise vorsichtiger und ängstlicher, wenn die nächste Herausforderung oder Mutprobe ansteht", erklärt der Faszienforscher und warnt: „Man sollte sich jedoch vor dem Rückschluss hüten, dass alle überbeweglichen Menschen zickig und neurotisch wären. Das ist mit Sicherheit falsch."

ckenschmerzen. Diese Störungen können sich durch Übergewicht, stundenlanges Sitzen und zu wenig körperliche Fitness verstärken. Auch kommt es eher dazu, dass die Wirbelsäule beziehungsweise die Gleitwirbel instabil werden. Die Rückenwirbel sowie das Kreuz-Darmbein-Gelenk kugeln in einigen Fällen schon bei ganz alltäglichen Bewegungen aus.

Sehr weiches Bindegewebe ist zudem nicht sonderlich robust, sodass es die Knochen nicht gut auf Abstand halten kann. Die Folge: Menschen vom Tempeltänzer-Typ leiden in ihrer Jugend oftmals an einer Skoliose – dabei verkrümmt sich die Wirbelsäule seitlich, sodass die Körperlast sehr ungleich verteilt ist, was äußerst schmerzhaft sein kann.

Ein schwaches Bindegewebe hält Belastungen nicht so gut aus, sodass es schon bei geringem Druck zu blauen Flecken kommen kann. Es geht auch leicht aus dem Leim, daher leiden Hochschwangere und Mütter kurz nach der Geburt häufig unter rückseitigen Beckenschmerzen und haben noch wochenlang Probleme beim Stehen.

Bei Frauen mit weichem Bindegewebe entwickeln sich – mal früher, mal später – unschöne Grübchen, Dellen und Erhebungen an den Oberschenkeln, am Po, am Bauch und an den Oberarmen. Eine solche Orangenhaut bezeichnen Mediziner als Cellulite – nicht zu verwechseln mit der Cellulitis, bei der sich das Unterhautgewebe entzündet hat. Wie Cellulite durch ein komplexes Zusammenspiel von Faszien- und Hormonveränderungen entsteht, erfahren Sie auf Seite 161.

## * Häufig übersehen: Hypermobilität und Schmerz *

Zahlreiche Menschen vom Tempeltänzer-Typ leiden unter Schmerzen, weil sie überbeweglich sind. Bei Rückenschmerzen stellen Ärzte häufig eine Fehldiagnose und vermuten Blockaden oder Verspannungen als Ursache.

# Über Wikinger und Tempeltänzer

## 3 Fragen an Dr. Robert Schleip

**1. Was hat unsere Herkunft damit zu tun, ob wir von Natur aus überbeweglich sind oder nicht?**

Dr. Schleip: „Bei den Studien zur Hypermobilität kam heraus, dass es drei wichtige Einflussfaktoren gibt: das Geschlecht, das Alter und die ethnische Herkunft der Menschen. Demnach kommt die Überbeweglichkeit vor allem bei Mädchen und Frauen vor. Auch Kinder sind gelenkiger, wobei diese Beweglichkeit mit zunehmendem Alter abnimmt. Besonders spannend für uns als Faszienforscher ist, dass die Hypermobilität bei Menschen mit südasiatischer und afrikanischer Abstammung besonders häufig vorkommt.

Im Gegensatz dazu neigen Menschen, deren Vorfahren aus nordeuropäischen Regionen stammen, häufiger als andere dazu, ein besonders steifes Bindegewebe zu entwickeln. Das ist zwar gut für die Stabilität, macht jedoch unbeweglicher. Und es scheint zum Beispiel auch die Disposition für die sogenannte Wikinger-Krankheit, auch Dupuytren-Kontraktur genannt, zu befördern, die sich vor allem bei älteren Männern findet und sich in einer Verkürzung der Handflächenfaszien äußert.*

Menschen, die konstitutionell zu einer Bindegewebsversteifung neigen, nennen wir Wikinger-Typen. Wikinger-Typ und Tempeltänzer-Typ wären dann die beiden Extreme entlang eines kontinuierlichen Spektrums.“

**2. Welche Zahlen gibt es dazu?**

Dr. Schleip: „Für Deutschland würde ich schätzen, dass hier mehr Menschen vom steifen Wikinger-Typ leben als vom beweglichen Tempeltänzer-Typ. Das leite ich von den bisherigen Statistiken zum Vorkommen der Hypermobilität ab. Sie zeigen nämlich, dass es bei den erwachsenen US-Amerikanern nur 5 Prozent überbewegliche Menschen gibt, während es im Irak 25 bis 30 und beim Stamm der Yoruba in Nigeria sogar 43 Prozent sind.

Im Laufe der Evolution scheint sich die fasziale Spielart, die das weichere und bieg-samere Bindegewebe enthält, in tropischen Klimazonen erfolgreicher durchge-setzt zu haben als in arktischen Zonen. Daher ist es auch kein Zufall, dass sich Yoga in Indien entwickelte, wo – mit Ausnahme der Bergregionen – ein subtropisches oder tropisches Klima mit Temperaturen von bis zu 50 Grad Celsius herrscht.“

### 3. Und wer sollte sich in die Mitte der Beweglichkeitsskala einordnen?

Dr. Schleip: „Da die Skala ein Kontinuum darstellt, gibt es auch viele Mischtypen. Sie können jedoch beim Beweglichkeitstest für den Tempeltänzer-Typ zusätzliche Anzeichen für eine Hypermobilität überprüfen. Wenn mehrere Kriterien zutref-fen, rücken die Mischtypen von ihrer mittleren Position auf der Skala näher zum Tempeltänzer-Typ.**

Aber das muskuläre Bindegewebe wird nicht nur von der genetischen Konstitu-tion, sondern auch von der Lebensweise beeinflusst. Die Art und Weise, wie Sie Ihren Körper beanspruchen, macht zwar aus einem filmreifen Wikinger-Typ noch keinen preisverdächtigen Tempeltänzer oder umgekehrt, aber kann durchaus dazu führen, dass einzelne lokale Bereiche mehr in Richtung Versteifung oder in Richtung Nachgiebigkeit verlagert werden. Dann beginnen sich die Faszien von Muskeln, die häufig zur Dauerhaltearbeit verdammt sind, tendenziell zu verfes-tigen, während die von chronisch unterforderten Muskeln eher verkümmern.

So sind etwa die myofaszialen Gewebe an der Rückseite des Nackens häufig versteift, was auch mit der sehr verbreiteten Kopf-Vorhaltung im Alltag in Zusam-menhang gebracht wird.“

* Über die gesundheitlichen Probleme von überbeweglichen Menschen erfahren Sie mehr auf Seite 26f.

** Über die zusätzlichen Anzeichen für eine Hypermobilität lesen Sie mehr beim Test auf Seite 43ff.

# Fazit fürs Faszientraining

Wahrscheinlich verstehen Sie Ihren Körper und seine Besonderheiten nun schon etwas besser. Als Tempeltänzer-Bindegewebstyp verfügen Sie über eine natürliche Begabung in puncto Flexibilität, Eleganz und Anmut. Dafür haben Sie es mit der Stabilität etwas schwerer als ein klassischer Wikinger-Typ: Versuchen Sie doch mal, ein ermüdetes Kind rittlings auf den Schultern nach Hause zu tragen. Dann werden Sie vermutlich schnell ermüden und sich zumindest vorübergehend den robusteren Körperbau eines Obelix-ähnlichen Wikingers wünschen.

Für ein Rundum-Wohlgefühl, die Gesundheit von Gelenken, aber auch eine straffe statt schlaffe Körperkontur sollten Sie Ihr Bindegewebe gezielt kräftigen. Ausgiebige Dehnungen, selbst wenn diese zu Ihrem Lieblingsrepertoire gehören, sind für Sie nur bedingt hilfreich. Als eine wesentliche Ausrichtung für ein gesundes und straffes Bindegewebe gilt es, im Laufe der kommenden Wochen und Monate eine höhere Spannkraft aufzubauen. Wie das funktioniert, lesen Sie in den Trainingsempfehlungen auf Seite 105ff.

Die in den westlichen Industrieländern besonders häufig vorkommenden Spannungsverteilungsmuster beschrieb bereits der tschechische Muskelforscher Vladimir Janda (1927–2002). Sie kennzeichnen Körpertypen, die in bestimmten Körperbereichen dem eher zu nachgiebigen und schlaffen Gewebetyp des Tempeltänzers entsprechen, dafür aber in anderen Körperbereichen steif und fest à la Wikinger sind. Eine leicht modifizierte Weiterentwicklung beziehungsweise Konkretisierung dieser Spannungsverteilungsmuster zeigt die Abbildung auf Seite 48, die die typischen Dysbalancen des Crossover-Typs darstellt. Mit dem dazugehörigen Selbsttest finden Sie dort sehr einfach heraus, inwieweit dieses Crossover-Muster auf Sie zutrifft – und welche Körperbereiche Sie dementsprechend gezielt kräftigen sollten.

Neugierig geworden? Im Praxisteil ab Seite 86 stellen wir Ihnen die passenden Kräftigungsübungen für jede Faszienkette vor.

# Der Tempeltänzer-Test und der Crossover-Test

## 4 Fragen an Dr. Robert Schleip

**1. Warum sollten wir herausfinden, ob wir zum Tempeltänzer- oder zum Crossover-Typ gehören?**

Dr. Robert Schleip: „Die beiden Selbsttests sind nützlich, um erste Hinweise zu finden. Wenn herauskommt, dass Sie eher zum einen oder zum anderen Typ gehören, verstehen Sie Ihren Körper etwas besser. Dann können Sie Ihr Bindegewebe im nächsten Schritt individuell trainieren – es gezielt kräftigen, wo die Struktur zu weich und wabbelig ist, und in den Körperbereichen für mehr Flexibilität sorgen, die zu steif und unbeweglich sind. Falls Sie ernsthafte Probleme bei bestimmten Übungen haben, sollten Sie eine Ärztin oder einen Arzt Ihres Vertrauens bitten, Ihr Gewebe und Ihre Gelenke gründlich zu untersuchen."

**2. Was überprüft man bei den beiden Tests?**

Dr. Robert Schleip: „Das sind Beweglichkeitstests. Beim ersten Selbsttest machen Sie Übungen, die auf eine konstitutionelle Tendenz zugunsten eines dehnbaren und nachgiebigen Bindegewebes schließen lassen – also den beweglichen Tempeltänzer-Typ. Beim zweiten Test überprüfen Sie, ob Sie eventuell nicht allgemein, sondern nur an wenigen typischen Körperpartien von einer Festigung des muskulären Bindegewebes profitieren könnten. Dann wären Sie eher ein Crossover-Typ.

>>>

**>>>**

Grundsätzlich versucht man, für solche Tests Bewegungen zu finden, die repräsentativ sind und einen interessanten Unterschied mit sich bringen. Dabei geht es aber nicht nur um das eine Gelenk, das Sie bei einer Übung vermeintlich am meisten bewegen. Denn meist sind mehrere Gelenke und das umgebende Gewebe daran beteiligt."

### 3. Wie entstand der Tempeltänzer-Test?

Dr. Robert Schleip: „Bis sich die Wissenschaftler auf die endgültige Form geeinigt haben, gab es mehrere Vorformen und Untersuchungen. In den letzten Jahren ist der Tempeltänzer-Test – der in Fachkreisen als Beighton-Test bekannt ist – als sensibel und gleichzeitig aussagekräftig bestätigt worden."

### 4. Warum sollen einige Menschen danach noch einen zweiten Test machen?

Dr. Robert Schleip: „Wenn Sie beim ersten Test feststellen, dass Sie nur sehr wenige Eigenschaften des beweglichen Tempeltänzer-Typs haben, gehören Sie vielleicht eher zu den Crossover-Typen.

Um zu erfahren, wo Sie sich auf der Skala einordnen können, machen Sie den zweiten Test. Dabei überprüfen Sie, an welchen Stellen Sie unbeweglich sind.

Es kann natürlich auch sein, dass Sie weder zu den Tempeltänzer-Typen noch zu den Crossover-Typen gehören. Dann können Sie trotzdem von den im Folgenden gezeigten praktischen Übungen zur Bindegewebsstraffung profitieren – zum Beispiel wenn Sie diese aus ästhetischen Gesichtspunkten einsetzen, um dem Körper eine bessere Kontur zu geben."

# Test:
# Sind Sie ein Tempeltänzer-Typ?

Um herauszufinden, ob Sie zur Kategorie Tempeltänzer gehören und insofern generell von einer Kräftigung des Bindegewebes profitieren, gehen Sie nacheinander die in den Grafiken gezeigten Positionen durch. Einen Ja-Punkt vergeben Sie, sofern die Position mit der Abbildung übereinstimmt. Pro Einzeltest gibt es maximal 1 Punkt.

**Vorbeugetest:**                                                                **Punktzahl**

Können Sie mit Ihren Handflächen den Boden berühren, wenn Sie sich mit gestreckten Knien nach vorne beugen?

**Ellenbogen-Hyperextension:**

Können Sie Ihre Ellenbogen um 10 oder mehr Grad überstrecken?

rechts

links

| | **Punktzahl** |
|---|---|

### Knie-Hyperextension:

Können Sie Ihre Kniegelenke um 10 oder mehr Grad überstrecken?

| | |
|---|---|
| rechts | |
| links | |

### Daumen-an-Unterarm-Test:

Können Sie Ihre Daumen innen an den Unterarm anlegen?

| | |
|---|---|
| rechts | |
| links | |

### Finger-Hyperextension:

Können Sie Ihre kleinen Finger um 90 oder
mehr Grad überstrecken?

| | |
|---|---|
| rechts | |
| links | |

**Gesamtpunktzahl** (max. 9 Punkte):

## Auswertung

### 6 und mehr Punkte:

Sie sind konstitutionell höchstwahrscheinlich ein **beweglichkeitsbegabter Mensch** vom Tempeltänzer-Typ mit eher weichem und nachgiebigem Bindegewebe.

### 4 bis 5 Punkte:

Allein aufgrund dieses Tests ist die Zuordnung **nicht eindeutig.** Sofern jedoch mehrere der folgenden Zeichen dazukommen, ist eine genetische Veranlagung zu einem weicheren Bindegewebe naheliegend:

* Hängende Ohrläppchen
* Dünnes und bewegliches Zungenbändchen
* Neigung zu blauen Flecken im Alltag
* Entwicklung einer Skoliose in der Pubertät
* Langsame beziehungsweise verzögerte Wundheilung
* Neigung zum Auskugeln von Gelenken im Alltag

### 1 bis 3 Punkte:

Sie haben **keine genetische Disposition** zu einer allgemeinen Überbeweglichkeit.

# Test:
# Sind Sie ein Crossover-Typ?

Die folgenden Beweglichkeitstests helfen Ihnen, weiter einzugrenzen, in welchen Bereichen Sie besonders von einer Festigung des Bindegewebes profitieren könnten. Liegen bei Ihnen typische Dysbalancen vor, spricht vieles dafür, dass Sie zu den Crossover-Typen gehören. Die fasziale Dysbalance kennzeichnet ein Ungleichgewicht: Einige fasziale Elemente sind hierbei verkürzt und in ihrer Bewegung eingeschränkt, während andere fasziale Elemente abgeschwächt sind und daher im Training gekräftigt werden sollten.

Der anschließende Testblock stellt auf die eingeschränkte Beweglichkeit spezifischer Bereiche ab. Wenn die beschriebene Bewegungseinschränkung eindeutig auf Sie zutrifft, erhalten Sie 2 Punkte für den Test. Trifft die Einschränkung tendenziell auf Sie zu, notieren Sie 1 Punkt. Können Sie eindeutig keine Bewegungseinschränkung bei sich feststellen, werden 0 Punkte vergeben.

**Kinn-zur-Brust-Test:** Beugen Sie im Stehen Ihren Kopf mit geschlossenem Mund nach vorne und versuchen Sie, mit dem Kinn Ihr **Punktzahl**

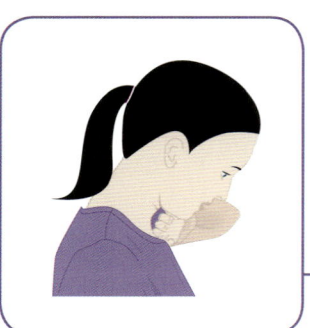

Brustbein zu berühren. Wenn Sie dabei nur so weit kommen, dass noch **zwei oder mehr Finger zwischen Kinn und Brustbein passen**, erhalten Sie 2 Punkte.

**Knie-zur-Wand-Test:** Stellen Sie sich vor eine Wand und berühren Sie die Wand auf Schulterhöhe mit beiden Händen. Schieben Sie

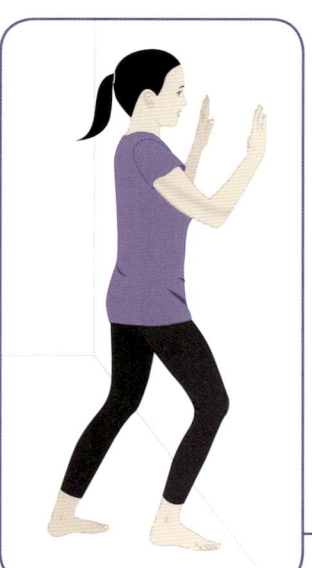

einen Fuß so weit nach vorne, dass Ihre Fußspitze die Wand berührt, und beugen Sie das Knie, bis es die Wand berührt. Wiederholen Sie dies mit dem Fuß jeweils 1 bis 2 Zentimeter weiter von der Wand entfernt. Wenn Sie **keinen Fuß weiter als eine Handbreit von der Wand wegbewegen können**, ohne den Kniekontakt zur Wand zu verlieren, gibt das 2 Punkte.

**Liegender-Engel-Test:** Legen Sie sich auf den Rücken und beugen Sie beide Ellenbogen im rechten Winkel. Ellenbogen und Oberarme befinden sich auf Schulterhöhe und liegen auf dem Boden auf. Ohne die Ellenbogen-Winkel zu verändern, bewegen Sie die Oberarme entlang des Bodens weiter nach oben, so weit Sie können. Die Ellenbogen heben dabei nicht vom Boden ab. Wenn Sie **sich dem Kopf mit keinem Oberarm weiter als 45 Grad nähern können**, notieren Sie 2 Punkte.

**Punktzahl**

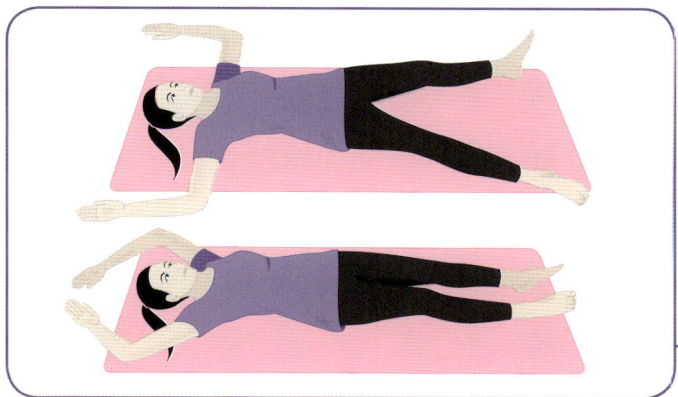

**Hüftextensions-Test:** In Bauchlage heben Sie ein Bein mit gebeugtem Knie an und tasten dabei mit einer Hand am unteren Rücken, ab wann dort eine deutlich spürbare Hohlkreuz-Verstärkung entsteht. Wenn Sie ohne Hohlkreuz-Verstärkung **kein Knie weiter als eine Handlänge vom Boden abheben können**, gibt das 2 Punkte.

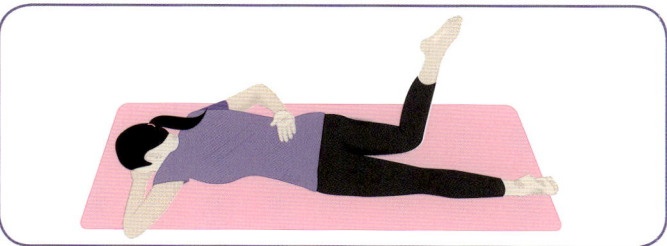

**Gesamtpunktzahl** (max. 8 Punkte):

## Auswertung

**6 bis 8 Punkte:**
Ihr Test weist **deutliche Anzeichen** für die typischen Crossover-Dysbalancen aus.

**3 bis 5 Punkte:**
Es gibt **tendenzielle Anzeichen**, aber dieses Testergebnis allein ist noch nicht eindeutig.

**0 bis 2 Punkte:**
Sie sind **kein** typischer Crossover-Typ.

Wenn Sie sich in dem Test als Crossover-Typ erkennen, dann sollten Sie die im Praxisteil beschriebenen Übungen zur Bindegewebsstraffung vor allem auf die in der Abbildung lila gekennzeichneten Körperregionen anwenden.

An den blau gekennzeichneten Regionen empfiehlt es sich hingegen, die Leitlinien zu verfolgen, die wir Ihnen auf Seite 102f. für Wikinger-Typen sowie für einzelne regionale *Wikinger-Gewebe* geben.

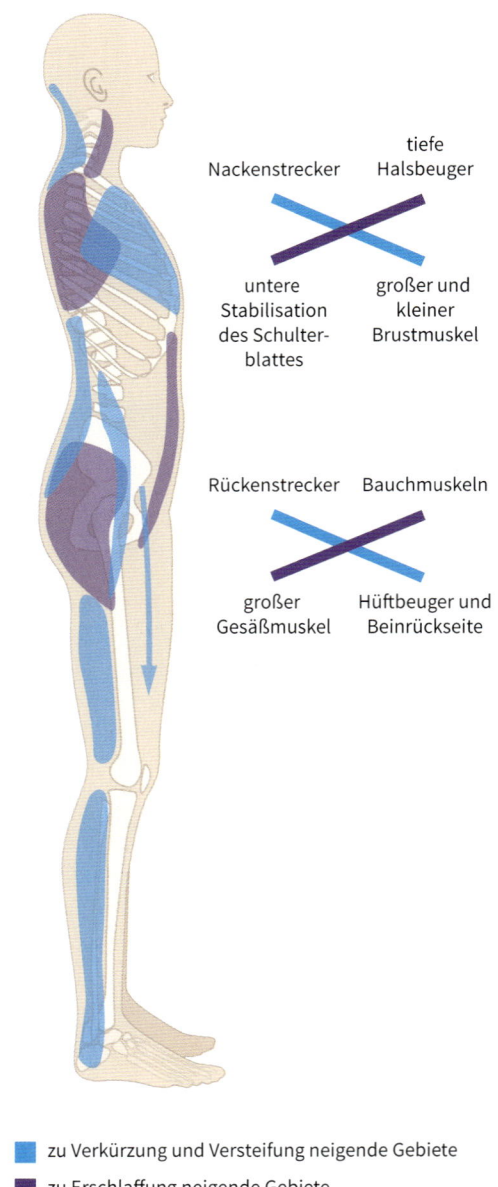

Nackenstrecker — tiefe Halsbeuger

untere Stabilisation des Schulterblattes — großer und kleiner Brustmuskel

Rückenstrecker — Bauchmuskeln

großer Gesäßmuskel — Hüftbeuger und Beinrückseite

■ zu Verkürzung und Versteifung neigende Gebiete
■ zu Erschlaffung neigende Gebiete

# KAPITEL 3

# Bindegewebe, Wasser und fließende Dynamik

Wir betrachten unseren Körper als etwas Festes, Greifbares, Substanzielles. Die Tatsache, dass unser Körper zu zwei Dritteln aus Wasser besteht und wir möglicherweise gar nicht so fest gebaut sind wie selbstverständlich angenommen, wird uns selten bewusst.

Wasser ist ein außergewöhnliches Element. Durch seine zahlreichen Anomalien wird es zum Elixier des Lebens und beherrscht das Leben auf dem Planeten. Unsere individuelle Entstehungsgeschichte entwickelt sich im Urmeer der Gebärmutter, unsere kollektive Menschheitsgeschichte entstand vor Jahrmilliarden im Urozean, aus dem unsere Vorfahren an Land gekrochen sind.

Als zweibeinige Landlebewesen tragen wir zeitlebens ein Stück Urozean auf unserem Planeten spazieren. Selbst in hochmodernen Zeiten von Smartphone und Highspeed-Internet lebt der alte Ozean in uns fort. Die heutigen Meere haben sich in ihrem Salz- und Mineralgehalt längst verändert, aber in unseren Flüssigkeitssystemen und damit auch in der Grundsubstanz des Bindegewebes strömt nach wie vor die Zusammensetzung des Urmeeres.

## Der Körper als fließendes Ereignis

Bereits Heraklit formulierte es treffend: „Du steigst nicht zweimal in denselben Fluss, denn andere Wasser strömen nach." Das gilt gleichermaßen für den lebendigen und gesunden Organismus. Das Wesen des Wassers liegt in der ständigen Veränderung und dem kontinuierlichen Wandel. Auf dieser Ebene ist der Körper kein feststehendes Ding, sondern fließend wie der Ablauf eines Ereignisses.

Diese Aussage erschließt sich jedem, der die eindrucksvollen Filmaufnahmen des Handchirurgen Jean-Claude Guimberteau betrachtet. Der französische Arzt zeigte

Bindegewebe zum ersten Mal in vivo, also am lebenden Menschen. Mit seiner videoendoskopischen Kamera nimmt er uns in die faszinierende Welt des lockeren Bindegewebes mit – und nennt seine Reise durch den Körper „Promenades sous la peau", Spaziergang unter der Haut. Und was entdecken wir? Ein gelartiges Gewebekontinuum von beeindruckender Zugfestigkeit, das sich andauernd verändert und ständig neu gestaltet. In kurzer Abfolge werden drei neue Verzweigungen gebildet, um gleichzeitig an anderer Stelle zwei bestehende zu lösen. Außerdem staunen wir über die Nässe, die innerhalb dieser Strukturen unübersehbar ist – unter anderem in Form von feinstverteilten Tröpfchen, die an den Fasern entlangwandern und uns an schillernde Tautropfen in einem Spinnennetz erinnern.

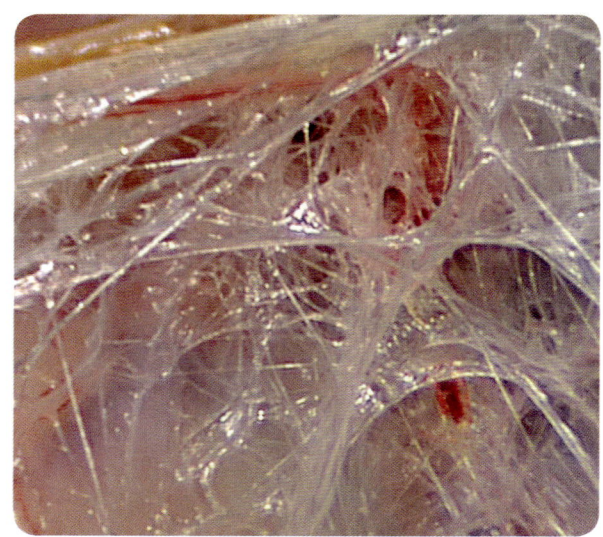

Faszination Faszien: Diese endoskopische Aufnahme gewährt einen seltenen Blick in die Oberflächenschicht des Bindegewebes direkt unter der Haut im lebendigen Organismus.

## Irreführende Anatomie

Der Unterschied zwischen einem lebenden Organismus und den Leichnamen in der Anatomie könnte kaum deutlicher ausfallen: Anatomische Präparate sind Körper minus Leben – also minus Bewegung, minus Empfindung, minus fließende Dynamik. Kein Wunder, dass die Anatomen in der Vergangenheit fehlgeleitet wurden und den Körper in seiner fließenden Realität schlichtweg übersehen haben. Die mechanistisch geprägte Wissenschaft des letzten Jahrhunderts, die davon ausging, die Funktionsweise von Körpern durch das Zerlegen in ihre Einzelteile zu entschlüsseln, musste an der fließenden Dynamik der Körper scheitern. Ein Fluss lässt sich nicht in Einzelteile zerlegen, er hat keine zählbaren Fragmente, die man addieren könnte. Leider lernen wir bis heute aus Anatomiebüchern und Schautafeln, die im Wesentlichen um das Bindegewebe bereinigt wurden und in denen die Muskeln mit ihren klar definierten Konturen mehr oder weniger wie herausgeschnitzt erscheinen. Daraus entstehen überschaubare Landkarten des Körpers, in denen Grenzen ähnlich willkürlich eingezogen werden wie zwischen Ländern und Kontinenten.

Die Flüsse dieser Welt jedoch kümmert das wenig. Sie fließen über die von Menschen gemachten Grenzen hinweg und durchziehen weit entlegene Strecken. So verhält sich das auch im lebendigen Körper: Das Bindegebe durchzieht als wasserhaltiges dreidimensionales Gewebe den Körper in jede denkbare Richtung – von oben nach unten, von vorne nach hinten und von außen nach innen.

Das körperweite Fasernetzwerk kümmert sich ebenso wenig um künstlich gezogene anatomische Grenzen. Nur wir Menschen scheinen diese komplexe Verbundenheit erst nach und nach zu begreifen. An dieser Stelle zitiere ich gern den international bekannten Faszienforscher und Anatomieprofessor Andry Vleeming, der in einem seiner hochkarätigen Seminare kürzlich erklärte: „Heute verkünden wir es als eine Neuentdeckung, dass über das Bindegewebe alles mit allem verbunden sei. Als ob das jemals getrennt voneinander gewesen wäre."

## Vom Festkörper zur fließenden Dynamik

Sobald die ursprüngliche Nässe der Faszien verloren geht, verändern sich die durchscheinenden Membranen und pergamentartigen Hüllen bereits nach wenigen Minuten grundlegend. Sie büßen ihre schlüpfrige Gleitfähigkeit ein, werden brüchig und ihre vormals transparente Farbe verändert sich in ein deckendes Weiß.

Ein gutes Beispiel ist die Fessel, die als kollagenes Band den Knöchel umgibt, im lebendigen Körper jedoch nur mit der Lupe sichtbar ist. Erst durch den Kontakt mit der Luft wird diese kollagene Struktur fest und weiß und ähnelt dann einer dichten Gipsbinde, wie wir sie von den anatomischen Abbildungen kennen. Mit dem echten Leben hat diese Darstellung aber wenig gemeinsam.

Dieses Beispiel legt nahe, dass wir unser herkömmliches Modell eines Festkörpers ändern und um die Bedeutung von Flüssigkeitsprozessen erweitern sollten. Sobald wir die fließende Dynamik des Bindegewebes berücksichtigen, berühren Manualtherapeuten ihre Klienten anders, und Bewegungslehrer setzen im Training andere Impulse, die den *inneren Flow* stimulieren.

„Die präparierten Körper im medizinischen Anatomieunterricht haben mit den saftigen Faszien eines lebendigen Menschen ungefähr so wenig gemeinsam wie eine getrocknete Rosine mit einer frischen Weintraube", so Dr. Robert Schleip.

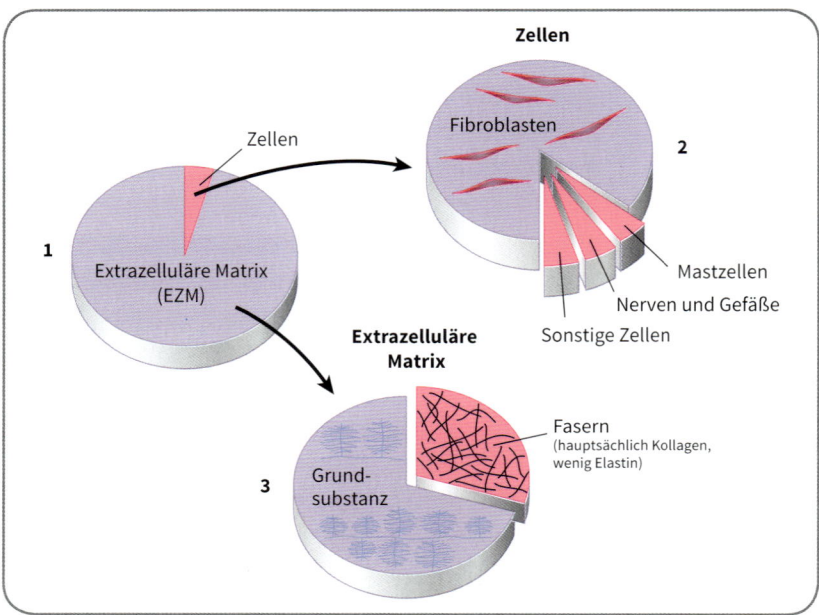

Die Komponenten von Faszien: 1. Die extrazelluläre Matrix (EZM) und Bindegewebszellen. 2. Die Baumeister des Netzwerks sind Bindegewebszellen, allen voran die Fibroblasten. Mastzellen sind für die Immunabwehr zuständig. 3. Die extrazelluläre Matrix besteht aus der Grundsubstanz und aus Fasern. Das größte Volumen in den Faszien hat jedoch das Wasser.

# Neues zum bekannten Thema Wasser

Haben Sie sich schon mal gefragt, warum Sie Wackelpudding, der zu 98 Prozent aus Wasser besteht, in feste Würfel zerschneiden können, ohne dass die Masse vom Teller fließt? Oder warum Sie eine amerikanische Centmünze vorsichtig in ein mit Wasser gefülltes Glas ablegen können und die Oberflächenspannung so stabil ist, dass diese nicht untergeht?

Die Antworten darauf gibt ein führender Wasserforscher. Dr. Gerald Pollack (Universität Washington) hat sich diese Fragen gestellt und Antworten gefunden, die von der akademischen Wissenschaft anerkannt werden. Bis dahin galt es fast als unseriös, sich als Wasserforscher zu bezeichnen, und die durchaus beeindruckenden Erkenntnisse einiger in alternativen Kreisen geschätzter Wasserexperten wurden seitens der Wissenschaft in das Reich der Intuition oder der wilden Spekulation verbannt.

## Die vierte Phase von Wasser

In der Schule haben wir gelernt, dass Wasser in drei Aggregatzuständen vorkommt: flüssig, fest und gasförmig. Wissenschaftler, die versuchen, diesem flüchtigen Element und seinen Besonderheiten auf die Schliche zu kommen, wussten auch, dass Wassermoleküle höchst bindungsfreudig sind. Sie können ihre Bindungen aber nur für einen winzigen Bruchteil einer Sekunde aufrechterhalten (ungefähr eine $10^{-12}$ Sekunden). Gerald Pollack nennt diese Form von Wasser Bulk Water (engl. bulk = massenhaft) oder ungebundenes Wasser.

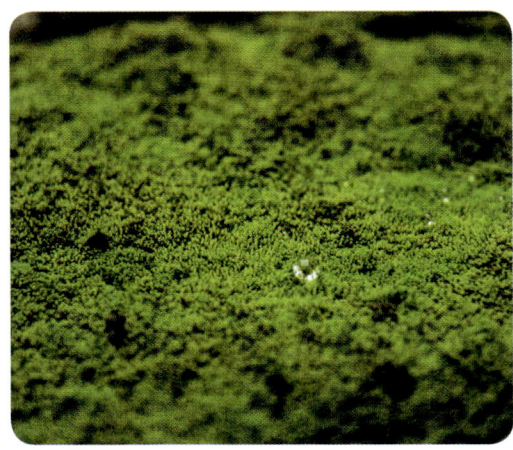

Pollack wies nach, dass sich Wassermoleküle an negativ oder positiv geladenen Oberflächen anders verhalten: Sie gehen stabile Bindungen ein und ordnen sich über viele Tausende von Molekülschichten auf strukturierte Art und Weise an. Diese Form von Wasser heißt deswegen Structured Water, also strukturiertes Wasser.

Gesunde Faszien sind wie frisches Moos, das ähnlich einem Schwamm mit Wasser vollgesogen ist.

Spannend ist, dass das strukturierte Wasser genauso wie ein Kristall angeordnet ist, allerdings wie ein flüssiger Kristall. Noch spannender wird es in Bezug auf das Bindegewebe: Darin liegt etwa die Hälfte der Wassermoleküle in strukturierter Form, also als flüssiger Kristall, vor. Gesundes Bindegewebe ist wie ein saftiges Moos, in dessen Blättern unzählige Tautropfen hängen. Tautropfenwasser ist strukturiertes Wasser.

Sie können ein Stück Moos in die Hand nehmen und es ist nass, feucht und „juicy" – saftig. Erst wenn Sie das Moos zusammendrücken, läuft das Wasser heraus und Sie halten vorwiegend Fasern in den Händen.

## Stauungen im Bindegewebe: ein Zeichen für die Überlastung

Krankhafte Bindegewebsveränderungen sind häufig dadurch gekennzeichnet, dass sich mehrheitlich ungebundenes Wasser im Gewebe ansammelt. Vorstellbar, dass es in dem vormals saftigen Moos einzelne oder sogar ausgedehnte Bereiche gibt, in denen Wasser wie in einer abgestandenen Pfütze steht. Sie wissen: Gestaute Gewässer sind kein Ort des Gedeihens.

Innerhalb des menschlichen Bindegewebes können Störungen der fließenden Dynamik ebenfalls zu Schwellungen und Ödembildung führen. Sobald sich Ödeme bilden, ist das ein Kennzeichen für Überlastung. Wobei das nicht vorrangig den erfolgsorientierten Leistungssportler betrifft, der seinen Körper über die gesunden Grenzen hinaus belastet, sondern weit häufiger den *Wenigbeweger*.

Dr. Robert Schleip erklärt dazu: „Stellen Sie sich einen notorischen Stubenhocker vor, der untrainiert einen Lauf unternimmt. Oder jemand, der sein Knie lange Zeit in Gips hatte und dann gleich am ersten Tag danach eine längere Treppe heruntergeht. Wenn dann sein Knie anschwillt, mag er das als Bestätigung dafür sehen, dass Treppengehen etwas Schädliches ist und er es möglichst vermeiden sollte. Es wäre jedoch klug, wenn er die verringerte Belastbarkeit seines Knies auch mit dem vorhergehenden Belastungsmangel in Zusammenhang bringt und beginnt, das Knie in einem gesunden Aufbautraining wieder an solche Belastungen zu gewöhnen."

Für den Umbau eines vormals spröden Bindegewebsnetzes in gesundes, saftiges Gewebe weist diese Information auch darauf hin, dass wir die Belastungsintensitäten behutsam, stetig und über einen längeren Zeitraum steigern sollten. Das Motto „Viel hilft viel" ist für den Aufbau eines gesunden Bindegewebes kontraproduktiv, und Überlastungsschäden sind vorprogrammiert.

Wie leicht wir uns verschätzen, was die optimale Belastungsanforderung angeht, das zeigen unter anderem Untersuchungen zum Zehenschuhlaufen, einer Trainingsform, bei der jeder Zeh einzeln in einer Minimalschuh-Variante mit sehr dünner Sohle steckt. Bei Läufern, die ungeachtet der vom Hersteller empfohlenen nur 10-minütigen Anwendung am Ende des Laufes länger in Zehenschuhen trainierten, wurden häufiger Knochenmarksödeme nachgewiesen als bei Läufern in konventionellen Laufschuhen. Diese Wasseransammlungen werden als Überlastungssymptom interpretiert.

**Fazit:** Belasten unbedingt, aber richtig. Der Aufbau gesunder Fasernetze benötigt ständige Zuwendung und die innere Haltung eines Bambusgärtners: regelmäßig und geduldig pflegen. Mehr zur Frage der Remodellierung, also zum nachhaltigen Aufbau eines jugendlich-elastischen Bindegewebes, finden Sie auf Seite 105ff.

# Fasern und Flüssigkeit

Die Bestandteile von Faszien sind Zellen und extrazelluläre Matrix (EZM). Extrazelluläre Matrix besteht aus Fasern, vorwiegend Kollagen- und in geringerem Anteil Elastinfasern, sowie der sogenannten Grundsubstanz. Das größte Volumen in den Faszien hat Wasser (68 Prozent), das innerhalb der Grundsubstanz ein klebriges Gemisch aus Zucker-Eiweiß-Verbindungen und Hyaluronsäure bildet. Diese in Konsistenz und Klebrigkeit dem Eiklar ähnliche Flüssigkeit verbindet Körperstrukturen miteinander – im wahrsten Sinne des Wortes Bindegewebe.

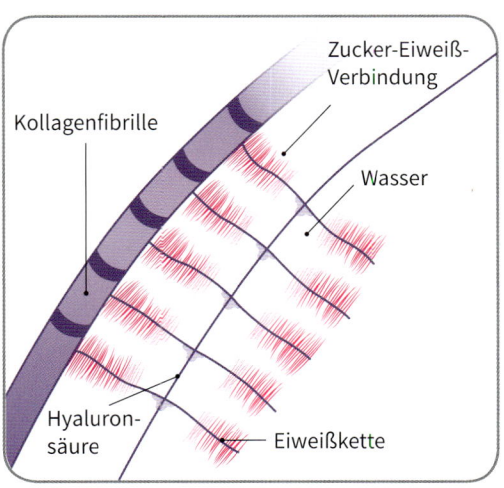

Die extrazelluläre Matrix besteht meist aus Kollagenfasern, Wasser anziehenden Zucker-Eiweiß-Verbindungen und Hyaluronsäure. Die Kollagenfibrille *schwimmt* geradezu in einem inneren Ozean, dessen klebrige Konsistenz wie Eiklar ist.

# Wasser anziehende Substanzen

Hyaluronsäure wird auch als Hyaluronan bezeichnet, denn Hyaluronsäure ist eigentlich eine irreführende Bezeichnung, da es sich hierbei nicht um eine Säure handelt. Hyaluronsäure ist extrem hydrophil, sie liebt Wasser. Davon nimmt sie das 1000-Fache ihres Eigengewichts auf. Geben Sie einen Esslöffel Hyaluronsäure in die mit Wasser gefüllte Badewanne, geliert das Wasser.

An der Kollagenfaser befindet sich eine Hyaluronsäure-Kette, und daran sind die ebenfalls hydrophilen Zucker-Eiweiß-Verbindungen angelagert. Diese Strukturen sehen aus wie kleine Flaschenbürsten, deren Borsten sich auffächern und die in jedem noch so kleinen Winkel Wasser an sich binden.

 Hier passt wiederum die Analogie zum gesunden Moos, das sich – wenn es grün und saftig ist – mit Wasser vollgesogen hat. Sammeln sich jedoch Stoffwechselabfälle, Zellschrott und freie Radikale in der Grundsubstanz an, dann bricht die Wasserglocke zusammen und es entstehen *Pfützen*, abgestandene Bereiche innerhalb des Gewebes. Dann hilft zweierlei: ausgiebige Bewegung und der Griff zur Faszienrolle.

## Zauberstoff Hyaluronsäure?

Nun könnten wir meinen, möglichst viel Hyaluronsäure wäre möglichst gut fürs Bindegewebe. Die Kosmetikindustrie spricht dem Stoff bisweilen eine fast magische Bedeutung für die Verjüngung zu und auch in der Sportmedizin wird Hyaluronsäure zur Therapie bei Kollagenverletzungen häufig eingesetzt.

Doch man und frau dürfen kritisch bleiben, denn die Frage, ob der Körper mit der von außen eingebrachten Hyaluronsäure gut umgehen kann, wird derzeit eher im Praxistest am zahlenden Endverbraucher beantwortet.

Die italienische Anatomieprofessorin Carla Stecco warnt jedoch vor der Zugabe von nicht körpereigener Hyaluronsäure. Ihre Begründung: Die von außen zugeführte Substanz besteht meist aus langen Molekülketten, die den Flüssigkeitsfilm innerhalb der Gewebe zu stark verdichten. Dort, wo das Wasser unter dem Einfluss von Hyaluronsäure die Faszien wie ein Schmiermittel gleiten lässt, verklebt das Bindegewebe dann fest miteinander. Laienhaft ausgedrückt wirkt die Hyaluronsäure dann so ähnlich wie Klebstoff.

# Altern bedeutet Austrocknen

Wir sind alle ein bisschen Fisch, besonders zu Beginn unseres irdischen Daseins, denn Neugeborene bestehen zu über 80 Prozent aus Wasser, Erwachsene aus immerhin noch 68 Prozent. Im Alter nimmt der Wassergehalt stetig ab, bei 80-Jährigen liegt dieser nur noch bei 50 Prozent. Das heißt, wir trocknen im Laufe eines langen Lebens zunehmend aus. Laut Faszienforscher Dr. Schleip hat die Dehydration für das Bindegewebe mehrere Nachteile: „Altern bringt zwei Veränderungen im Bindegewebe mit sich. Einmal geht der Wassergehalt deutlich zurück, infolgedessen wird das Gewebe spröder und wir werden unbeweglicher. Dadurch nimmt die Elastizität ab und das Bindegewebe wird brüchiger. Die Folge: Bei derselben Intensität an Dehnbelastung reißen die Fasern früher."

Im Gegensatz zu früheren Annahmen trägt umfangreiches Trinken nur sehr wenig zur Durchfeuchtung zum Beispiel der Achillessehne und anderer Faszien bei. Was aber hilft, ist die mechanische Stimulation im Sinne von einem Dehnen und Ausdrücken der schwammartigen Gewebe.

So erhöhen federnde und hüpfende Bewegungen die Durchblutung und sind speziell für den Lymphfluss förderlich, was sich wiederum positiv auf den Wassergehalt auswirkt. Sowohl durch das Dehnen als auch durch das langsame Bewegen über die Faszienrolle wird das *abgestandene Wasser* aus dem Gewebe gedrückt, frisches Wasser strömt danach wieder ein. Das Gewebe wird saftiger.

# Altern bedeutet Kristallisation

Der zweite Effekt, der mit dem Alter deutlich zunimmt, ist das allmähliche Entstehen von großen karamellartigen Kristallen in der Grundsubstanz des Bindegewebes. Dieser Prozess lässt sich mit dem Honig im Glas vergleichen, wenn er über längere Zeit nicht bewegt wird und dann vorzugsweise an den Rändern auskristallisiert.

Dieses Karamellisieren ist auch beim Menschen eine natürliche und teilweise nicht aufhaltbare Entwicklung. Fachleute sprechen hier von Advanced Glycation Endproducts. Wie beim Honig kann man dieser Kristallisation und der damit einhergehenden Versprödung aber teilweise entgegenwirken, indem man die Grundsubstanz regelmäßig *umrührt*.

Zwei Dinge lassen sich vom Honig lernen: Erstens muss das Umrühren zur rechten Zeit passieren – denn wenn die Karamellisierung bereits weit fortgeschritten ist, kann es passieren, dass auch gründliches Rühren nur noch ein teilweises Verflüssigen bewirkt. Außerdem ist es wichtig, dass auch verborgene Bereiche erreicht werden, also die mechanische Stimulation auch in den hintersten Winkeln des Bindegewebes greift. Im Faszientraining erreichen wir das unter anderem durch zahlreiche Winkelveränderungen und Richtungsänderungen innerhalb der Bewegungsabfolgen und Dehnpositionen.

Beim Fasziengewebe spielt die Lebensführung zudem eine wichtige Rolle. Bei schlechter Ernährung sowie der Anwesenheit von Stressbotenstoffen, schnellen die Entzündungsmediatoren nach oben und freie Radikale treiben ihr Unwesen. Dann kristallisiert die Grundsubstanz schneller. „Doch selbst der hochwertigste Imkerhonig muss umgerührt und verflüssigt werden, denn auch hier ist der Prozess der Kristallbildung unaufhaltsam. Wer eine optimale Lebensführung hat (gutes Stressmanagement, saubere Luft, gesunde Ernährung), der kommt vielleicht mit 15 bis 30 Prozent weniger Faszientraining aus. Aber ersetzen kann er es auf keinen Fall damit", erklärt Dr. Robert Schleip.

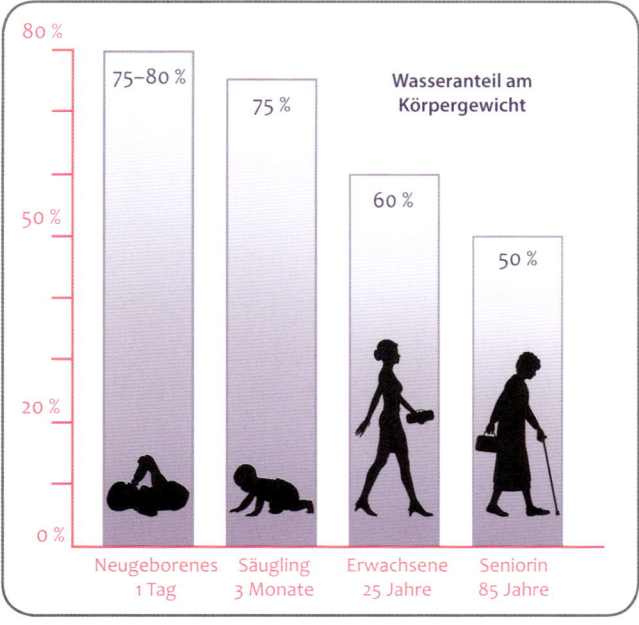

Neugeborene bestehen zu über 75 Prozent aus Wasser. Mit zunehmendem Alter reduziert sich der körpereigene Wasseranteil – wir trocknen aus.

# Selbstbehandlung: Faszienrolle

Die Selbstbehandlung mit der Schaumstoffrolle ist inzwischen populär und beschränkt sich keineswegs mehr auf die exklusive Betreuung von Profifußballern durch innovative Physiotherapeuten. Inzwischen wird auch in vielen deutschen Wohnzimmern gerollt. Das ist eine durchaus wünschenswerte Entwicklung – doch die Behandlung mit der Faszienrolle will gelernt sein. Im Faszientraining setzen wir die Faszienrolle im Wesentlichen auf zwei unterschiedliche Arten ein, jeweils mit einer anderen Wirkung. Einmal geht es um das langsame und rehydrierende Rollen und dann um das schnelle und tonisierende.

## Rollbehandlung zur Rehydration

Das langsame Ausrollen in verschiedene Richtungen ist zu empfehlen, um die fließende Dynamik der Grundsubstanz und die Rehydration der Gewebe anzuregen. Mit einer spürbaren Druckintensität bis hin zum *Wohlweh* sollten Sie in einer kontinuierlichen Bewegung durch die Gewebe *pflügen*. Zu vermeiden sind schnelles Hin- und Herbewegen auf einer Stelle oder abrupte Stop-and-go-Unterbrechungen. Die Flüssigkeiten sollen durchbewegt und die Faszienschwämme ausgepresst werden. In meinen Kursen kommt häufig die Frage auf, ob es notwendig ist, in Richtung des Lymphabflusses zu rollen. Die Antwort lautet: Das können Sie tun, falls Sie den Lymphabfluss speziell anregen wollen. Für die Rehydration der Gewebe ist das aber nicht zwingend erforderlich, denn das verbrauchte Wasser wird zu 90 Prozent ins venöse System abgegeben und nur zu 10 Prozent in die Lymphe. Da es sich um ein weitverzweigtes Netz handelt, empfehlen Faszientrainer, immer in verschiedene Richtungen zu rollen. So erreichen Sie auch die kleinsten Verzweigungen und Ritzen des Gewebes. Auch die Härte der Faszienrolle ist für das Ergebnis nicht ausschlaggebend, sondern es kommt maßgeblich auf die Kontinuität der Rollbewegung an – und die können Sie mit einer weicheren Rolle ebenso erreichen. Die gute Nachricht: Aus dem Blutplasma strömt gefiltertes Wasser ein und füllt die moosartigen Gewebe wieder auf – mit dem positiven Effekt, dass die Gewebe frischer und saftiger werden. Ein Beispiel für die Rehydration finden Sie auf Seite 96.

# * Fibroblasten: sensible Kerlchen *

Eine Frage beschäftigt die Forschung schon seit Langem: Wie erkennt ein Fibroblast – der ja eigentlich eine biochemische Sprache spricht – die rein mechanische Stimulation, die zum Beispiel beim Sport, aber auch bei einer Massage oder der Behandlung durch die Faszienrolle stattfindet? Bislang hatte man bereits spezielle Andockstellen an der Membran der Fibroblasten identifiziert, womit Fibroblasten mechanische Kräfte erkennen und in biochemische Signale übersetzen können. Allerdings reagieren diese im Allgemeinen nur sehr schwerfällig. Eine aufsehenerregende neue Entdeckung war dann die Erkenntnis, dass Fibroblasten hierzu die sogenannten Zilien, das sind kleine Flimmerhärchen an ihrer Außenseite, als besonders sensible Fühler benutzen.

Mithilfe dieser beweglichen Fühler messen sie die Geschwindigkeit der vorbeiströmenden Flüssigkeit. Salopp ausgedrückt erkennen sie damit, ob eher raue See oder eine milde Strömung im *inneren Ozean* herrscht. Bei stürmischer See bauen die Fibroblasten die Netzwerke kräftiger und stabiler aus. Bei sanftem Strömen wird vermehrt überschüssiges Kollagen abgebaut. Fibroblasten sind also erstaunlich spürige Kerlchen.

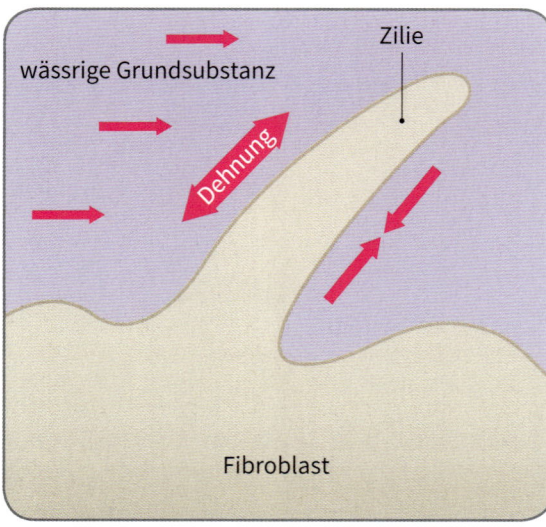

Über die Zilie (Flimmerhärchen) spürt die Bindegewebszelle in die Strömungsdynamik der sie umgebenden Grundsubstanz. Je nach Fließgeschwindigkeit baut sie Kollagen auf oder ab.

# Rollbehandlung zur Tonisierung

Jetzt erweitern wir das Rollentraining um einen weiteren Aspekt: das schnelle und robuste Rollen, das Sie zusätzlich zur Faszienbehandlung nutzen können. Diese Rollbehandlung dient nicht der Hydration, aber einem anderen wichtigen Zweck: Sie kräftigt und tonisiert das Gewebe. Über intensive, mechanische Impulse wird kurzfristig der Spannungszustand, der sogenannte Tonus, im Gewebe erhöht, was wichtig ist, wenn Sie dynamische, federnde Bewegungen machen oder laufen wollen. Dann sollten die elastischen Fasern über eine hohe Spannkraft verfügen – und das wird über ein kurzes, robustes Rollen am Anfang des Trainings erreicht. Speziell zur Anti-Cellulite-Behandlung kommen beide Rollqualitäten gezielt zum Einsatz. Beim langsamen Rollen legen Sie die Betonung auf das Auspressen von Miniödemen und Stauungen und stimulieren die fließende Dynamik. Durch das robuste und schnelle Rollen setzen Sie aktiv *Minitornados* und Turbulenzen in die Grundsubstanz. Darauf reagieren die vielseitigen Myofibroblasten längerfristig damit, vermehrt Kollagen, sprich neue und kräftige Kollagenfasern, zu bilden. Aus diesen guten Gründen darf herzhaft bis schmerzhaft *geschrubbt* werden.

# Selbstbehandlung: Saugmassage

Behandlungen mit Saugmassage-Gläsern zur Verbesserung des Bindegewebes sind seit Jahrzehnten gang und gäbe. Manchmal wirkt diese Methode etwas verstaubt und sie sieht auch nicht besonders sexy aus. Dennoch kann das Saugmassage-Glas etwas, was die Rolle nicht kann: Durch das Ansaugen wird ein Unterdruck erzeugt, und so entsteht eine Traktion, ein Zug, speziell zwischen Unterhautbindegewebe und Fascia profunda, dem Cat-Bodysuit. Wird das Saugmassage-Glas dann über die Haut gezogen, werden Anhaftungen und Verklebungen gelöst.

Man kann auch davon ausgehen, dass die Saugmassage lokal die Durchblutung und den Stoffwechsel erhöht – mit einem positiven Effekt für das Bindegewebe. Eine Studie hat zudem belegt, dass durch die robuste Variante der Saugmassage die Neubildung von Kollagen angeregt wird. Aus diesen Gründen setzen wir dieses altbewährte Tool auch bei der Cellulitebehandlung ein.

# KAPITEL 4

# Zeig mir dein Bindegewebe – und ich sage dir, wie alt du bist

Manchen Menschen sehen wir ihr Alter nicht an. Das hat dann zum Glück nichts mit Botox oder dem Schönheitschirurgen zu tun, sondern mit der Tatsache, dass sich diese Menschen ihr Leben lang viel bewegt haben.

Wir Frauen orientieren uns ja gern am Gesicht und geraten bei den ersten Falten ins Grübeln über unser Alter. Studien haben aber gezeigt, dass vielmehr der Gesamteindruck darüber entscheidet, ob wir einen Menschen attraktiv und jugendlich finden: Entscheidend sind die aufrechte Haltung, die Geschmeidigkeit der Bewegung und der leichtfüßige Gang. Anerkennende Sprüche wie „Die Frau hat sich für ihr Alter aber gut gehalten" oder „Der Mann ist ja noch ein richtiger Springinsfeld" weisen darauf hin, dass es außer unseren Genen noch weitere Faktoren gibt, die unsere Beweglichkeit und Vitalität beeinflussen.

Aus dem Land des Bindegewebes gibt es dazu eine positive Botschaft: Dänische Forscher erklären, dass das Bindegewebe bei älteren Menschen über ein adäquates Training um bis zu 20 Jahre verjüngt werden kann. Das bedeutet, eine 60-Jährige kann zwar nicht den Körper einer 20-Jährigen zurückhaben, aber durchaus elastisch federnd wie eine 40-Jährige sein. Das ist doch motivierend und legt nahe, dass das Geheimnis jung gebliebener alter Menschen auch im körperweiten Kollagennetz zu suchen ist.

## Nature or Nurture?

Die Diskussion, ob unsere Gesundheit durch unsere Gene vorbestimmt ist oder die Einflüsse wie Umwelt, Erziehung und Einstellung eine größere Rolle spielen, ist nicht neu. Doch allgemein gilt inzwischen, dass wir auch im Erwachsenenalter wesentlich plastischer, also formbarer, sind als lange Zeit angenommen. Das, was uns im Laufe des Lebens prägt – die Erfahrungen, die wir machen, die Beziehungen, die wir eingehen, die Art und Weise, wie wir die kleinen und großen Herausforderungen des Lebens bewältigen –, formt Körper, Geist und Psyche. Im positiven wie im negativen Sinne.

Auch das Bindegewebe birgt eine reiche Quelle an Plastizität. Da gibt es die ältere Dame, die viele Jahre für den Marathon trainiert, Gymnastik oder Yoga gemacht oder bei Wind und Wetter im Garten gearbeitet hat. Oder den älteren Mann, der jede freie Minute zum Wandern in den Bergen gewesen ist, abends gern am Lagerfeuer gesessen und auch auf den Komfort eines weichen Hotelbettes verzichtet hat, um stattdessen im Zelt zu übernachten. Solche Aktivitäten fördern Vielseitigkeit, Kraft und Beweglichkeit, trainieren Koordination, Muskeln und Faszien – während Stubenhocker und Couch-Potatos ihre genetischen Anlagen zum Gehen und Laufen, zum Hocken und Klettern nicht ausreichend nutzen, sondern verkümmern lassen. Ihr wahres Alter steckt ihnen nicht nur in den Knochen, sondern auch im Bindegewebe. Das Zusammenspiel von angeborenen Eigenschaften auf der einen Seite und Lebens- und Lerngeschichte auf der anderen Seite bringt der englische Ausdruck „Nature or Nurture?" gut auf den Punkt. Es liegt nämlich an uns, was wir aus unseren Anlagen („Nature") machen.

„Nurture" steht in diesem Zusammenhang für die Umwelt(einflüsse), und auf das Bindegewebe bezogen meinen wir damit ein gezieltes Training der Faszien oder die *richtige Ernährung* für die Faszien. Erläutert haben wir bereits, dass sich ernsthafte Krankheiten, Verletzungen, Unfälle und Operationen auf die Funktion des Bindegewebes auswirken. Ebenso wie unsere emotionale Grundhaltung, traumatische Ereignisse und anhaltender Stress einen Einfluss auf die Flexibilität und Widerstandskraft der Faszien haben.

„Wie flexibel und vital jemand ist, hängt nicht nur von den Genen, sondern auch vom Training und von der Erziehung ab", sagt Dr. Robert Schleip. „Daher sollten wir kreativ werden und möglichst viele Alltagsgelegenheiten am Schopfe packen, um unseren natürlichen Bewegungsdrang und biologischen Auftrag nach körperlicher Anforderung zu bedienen. Also zu einer artgerechten Haltung von Homo sapiens zurückkehren."

# Use it or lose it

## 4 Fragen an Dr. Robert Schleip

**1. Warum ist es so wichtig, dass wir unseren Körper mechanisch belasten?**
Dr. Robert Schleip: „Das englische Schlagwort dazu heißt ‚Use it or lose it', also ‚Benutze es oder verliere es'. Dieser englische Spruch geht auf das sogenannte Wolff'sche Gesetz aus dem 19. Jahrhundert zurück, bei dem es um die Gesundheit der Knochen geht. Neue Studien mit Astronauten zeigen nun: Knochen – die ja auch Bindegewebe, aber eben nicht Fasziengewebe sind – verkümmern drastisch, wenn sich Astronauten bei ihrem Aufenthalt im Weltraum mangels Anforderung der Schwerkraft nicht richtig bewegen können. Der Knochen baut sich jedoch auf und festigt sich, wenn er adäquat belastet wird."

**2. Wie verhält sich unser Bindegewebe, wenn wir es zu wenig belasten?**
Dr. Robert Schleip: „Dazu gibt es das sogenannte Davis-Gesetz. Henry Gassett Davis, ein amerikanischer Orthopäde, hat das Wolff'sche Gesetz über die Knochen auf das faserige Bindegewebe übertragen und stellte fest, dass hier dasselbe Prinzip gilt. Auch das faserige Bindegewebe, zu dem die Sehnen gehören, wird spröde und brüchig, wenn wir es nicht belasten.
Wenn wir die Faszien jedoch sinnvoll herausfordern, werden sie kräftiger. Übertreiben sollte man es mit dem Training aber auch nicht, denn das schwächt die Faszien. Dieses Prinzip nennt man Mechano-Adaption, was sich als mechanische Anpassungssteuerung übersetzen lässt – oder eben als ‚Use it or lose it'."

### 3. Was empfehlen Sie Menschen vom Wikinger-Typ?

Dr. Robert Schleip: „Diese Menschen verfügen üblicherweise über eine hohe Steifigkeit und Stabilität, jedoch über eine eingeschränkte Dehnbarkeit und Beweglichkeit. Für Wikinger-Typen ist es also besonders interessant, dass sie durch regelmäßige Dehnübungen und das richtige Faszientraining über die Jahre etwas beweglicher werden können – vor allem, wenn sie unter ihrem Steifsein leiden. Hierzu eignen sich vor allem langsam ausgeführte schmelzende Dehnungen. Zusätzlich können Wikinger-Typen ihre Kraftübungen auch so verändern, dass sie die Muskeln gezielt im lang gedehnten Bereich ermüden. Dann bekommt der Körper die Botschaft, sich so umzuorganisieren, dass er in diesem lang gedehnten Belastungsbereich seine neue *Mitte* beziehungsweise seinen neuen Arbeitsbereich hat. Mit anderen Worten: Das Muskelgewebe samt Faszien beginnt, sich dort auf eine neue Länge einzustellen."

### 4. Welches Training eignet sich für Tempeltänzer-Typen?

Dr. Robert Schleip: „Hier empfehlen wir, den Muskel und seine fasziale Hülle speziell in dem Bereich zu fordern, in dem die beanspruchten Muskelfasern maximal verkürzt sind. Dann bekommt der Körper das Signal, die Länge der entsprechenden myofaszialen Gewebe im Laufe der folgenden Wochen und Monate so anzupassen, dass die neue Mitte des Muskels in Richtung des kurzen Bereiches verlagert wird. Dadurch kann sich das Gewebe straffen und einen höheren Tonus bilden."

# Bewegungsmuffel

„Vier Stunden Sitzen sind genauso schädlich wie eine Schachtel Zigaretten am Tag." Diese Behauptung des bekannten amerikanischen Onkologen David Agus hat es in sich, denn wir wissen schon seit Langem um die schädigende Wirkung von Nikotin. Aber wie kommt Agus darauf, das Rauchen mit dem stundenlangen Sitzen zu vergleichen? Geht es Bewegungsmuffeln wirklich so schlecht wie Kettenrauchern? Vielleicht sitzen Sie ja gerade im Sessel, am Küchentisch oder auf einer Parkbank, während Sie diese Zeilen lesen. Vielleicht gönnen Sie sich mitten im Lesen eine kurze Rekelpause, recken, strecken und dehnen sich ein paar Minuten lang in jede Körperrichtung durch. Und wenn Sie es sich recht überlegen, sitzen Sie vielleicht schon seit dem Aufstehen am Morgen und könnten – nachdem Sie dieses Buch zugeschlagen haben – eine Radelrunde, einen schneidigen Spaziergang oder einen lockeren Lauf einlegen.

Verräterisch ist der Ausdruck, sich als Rentner „zur Ruhe zu setzen" – was schon andeutet, dass wir nun einen Gang zurückschalten, uns schonen und lieber „auf die faule Haut legen" wollen.

Homo sapiens ist aber von Kopf bis Fuß auf Bewegung eingestellt. Der frühe Mensch (Homo erectus) hatte eine tägliche Laufleistung von 8 bis 10 Kilometern. Bis vor 50 Jahren war es durchaus üblich, 20 Kilometer täglich zu laufen. Aktuelle Untersuchungen belegen, dass der moderne Mensch es gerade mal auf 300 Schritte pro Tag bringt. Deshalb ist die Frage angebracht, ob die Evolution diesen ganzen Aufwand betrieben hat, den Menschen an die Krone der Schöpfung zu setzen, damit dieser 300 Schritte zum Zigarettenautomaten schlurft. Kurzum: Stundenlanges Rumhocken tut uns überhaupt nicht gut.

Sitzen ist eine starre Haltung, in der Sie sich nicht viel bewegen. Wer es damit übertreibt und pausenlos sitzt, schadet dem Gewebe, die Entzündungsparameter steigen an. Das Bindegewebe wird spröde und lässt uns schneller altern. „Die Diskussion über Bewegungsmuffel kocht jetzt überall hoch und hat ihren Höhepunkt noch längst nicht erreicht, denn wie die Diskussion übers Rauchen ist das nicht nur eine Modeströmung", erklärt der Faszienforscher Dr. Robert Schleip. „Die wissenschaftlichen Daten weisen sogar darauf hin, dass die Folgen noch viel schlimmer sind, als man gedacht hat." Schlimm am stundenlangen Sitzen ist, dass sich die Gewebeschäden nur bedingt wieder reparieren lassen. „Einen Teil der Gewebeschädigungen kann man durch ein gezieltes Faszientraining wieder ausgleichen. Nach vier Stunden Sitzen hilft eine halbe Stunde Bewegen dem Gewebe zwar, es reicht jedoch nicht aus oder kommt zu spät, um die durch die lange Trägheit entstandenen gesundheitlichen Stoffwechselnachteile vollständig zu kompensieren. Diese neue Erkenntnis war auch für mich etwas überraschend und schockierend", so Dr. Robert Schleip. Die Diskussion über das Nikotin hat die Gesellschaft mehr verändert, als es manche Forscher erwartet hatten. Dr. Robert Schleip: „Wenn man die Ergebnisse von Bewegungsstudien auf einen Punkt bringen will, kann man sagen: Das Sitzen ist das neue Rauchen. Und wenn das genügend Menschen und Institutionen erkennen, kann das in den kommenden Jahren möglicherweise unsere Gesellschaftskultur so deutlich verändern, wie das in den letzten Jahren bereits mit der Rauchkultur am Arbeitsplatz und in Gaststätten geschehen ist."

## * Wer viel sitzen muss, sollte zwischendurch aufstehen! *

Wenn Sie von morgens bis abends am Schreibtisch sitzen, lohnt es sich, darüber nachzudenken, zu welchen Gelegenheiten Sie zwischendurch aufstehen und sich bewegen könnten:

* Rufen Sie Ihre Kollegin im benachbarten Büro nicht an, sondern gehen Sie zu ihr hin.
* Verabreden Sie sich mit einem Kollegen zu einer festgelegten Zeit zur Tee- oder Kaffeepause.
* Drehen Sie in der Mittagspause eine Runde um den Block.
* Nutzen Sie zum Telefonieren oder Notizenschreiben ein Stehpult.
* Arbeiten Sie an einem hydraulisch verstellbaren Schreibtisch, der mit einer Zeitschaltuhr gekoppelt ist.
* Lassen Sie den Lift links liegen, gehen, noch besser hüpfen Sie Treppen zu Fuß hinauf und hinab.

# Überbelastung oder Unterbelastung?

## Frage an Dr. Robert Schleip

**Warum sind so viele Menschen körperlich unterfordert?**

Dr. Robert Schleip: „Viele Menschen glauben, der menschliche Körper sei wie ein Wagen, der Schmerzen bekommt, wenn sich die Reifen zu oft auf dem Asphalt abreiben. Der Körper ist aber ein biologischer Organismus, der sich ständig an die Interaktion mit der Umgebung anpasst. Und bei Unterforderung nimmt seine Belastbarkeit rapide ab. Wenn wir den Wagen dann einmal um die Kurve fahren, ist er überfordert, weil die Gewebe ganz dünn geworden sind. Da die meisten Leute zu wenig unterschiedlich fordernde Trainingsbelastungen im Alltag haben, wird es langfristig nicht besser, wenn wir jede weitere Belastung vermeiden. Optimal ist es, im wöchentlichen Alltag immer wieder unterschiedliche Belastungen einzubauen, damit die Gewebe nicht verkümmern."

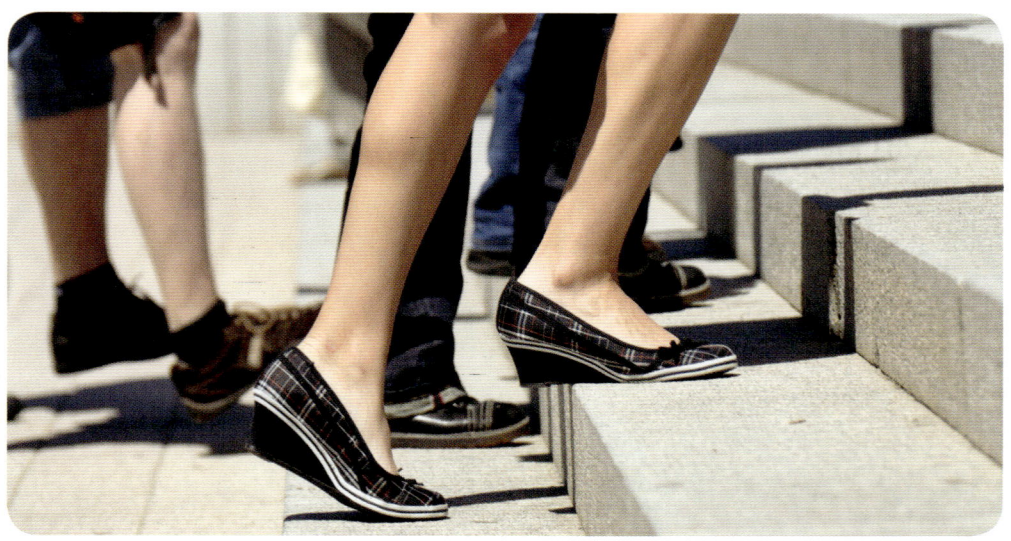

# Artgerechte Haltung des Menschen

Wenn ein Delfin in seinem Element ist, schwimmt er bis zu 200 Kilometer am Tag durch den Ozean. Würde man ihn in einer Badewanne unterbringen, käme sofort die Tierschutzbehörde, um ihn aus der *Käfighaltung* zu befreien – selbst wenn die Badewanne golden ausgekleidet wäre, der Delfin die allerbeste Ernährung bekäme und Entspannungsmusik hören würde. Denn das hilft alles nichts: Da die artgerechte Bewegung fehlt, können die Leber, das Gehirn und das Lymphsystem nicht mehr vollkommen funktionieren.

Auch andersherum gibt es Beispiele aus dem Tierreich: Wenn Wale, die jahrelang von uns Menschen in großen Becken gefangen gehalten wurden, später von Tierliebhabern im Meer ausgesetzt werden, gehen sie oft jämmerlich zugrunde. Der Grund: Der Übergang von der Regungslosigkeit bis zum Sich-Freischwimmen im Ozean darf nicht zu schnell vonstattengehen, denn auch das ist tödlich.

Auch wir moderne Menschen sind oft wie eingesperrte Tiger, da wir uns nicht mehr artgerecht bewegen. Aber so verlockend es auch scheint, unseren zivilisierten Käfig schnellstmöglich zu verlassen, müssen auch wir uns langsam an die Herausforderungen eines natürlichen, bewegungsreichen Lebens gewöhnen.

## Im Körper der Jäger und Sammler

Um herauszufinden, welche Bedingungen für eine artgerechte Haltung des Menschen erfüllt sein müssen, gingen Forscher diesen Fragen nach: Womit verbrachten die Vormenschen ihre Tage? Wie bewegten sich die Steinzeitmenschen? Und was weiß man über das Leben der Stammkulturen von Jägern und Sammlern, die heute noch in Mexiko und Afrika leben? Die Antwort lässt sich schnell zusammenfassen: Sie waren allesamt viel aktiver, als wir es heute sind.

Laufen, werfen, klettern und hocken: Wer das jeden Tag stundenlang macht, weil es zum Alltagsleben einfach dazugehört, trainiert Ausdauer, Kraft und Beweglichkeit. Unsere Vorfahren haben trotz des bewegungsintensiven Lebens durchschnittlich nicht viel weniger Kalorien zu sich genommen als wir heutzutage. Das bedeutet: Die meisten modernen Menschen bewegen sich zu wenig und essen zu viel. Evolutionäre Medizin – so heißt das Fachgebiet, mit dem sich namhafte Ärzte und Wissenschaftler beschäftigen, um unseren heutigen Gesundheitsproblemen auf die Spur zu kommen. Auf der Zeitachse wird deutlich: Auf vier Milliarden Jahre Naturgeschichte folgten nur fünf Millionen Jahre der Menschwerdung. Doch seit der Steinzeit mussten sich die Jäger und Sammler *rasend schnell* an immer wieder neue Umweltbedingungen anpassen, ohne dass ihr Körper in all seinen Funktionen mithalten konnte.

Wenn uns die Steinzeit bis heute in den Knochen steckt, wir aber nicht mehr so leben, wie es unsere Biologie vorgesehen hat, dann können uns die vielen Zivilisationskrankheiten in der heutigen Zeit nur wenig erstaunen. Doch wie können wir uns wieder artgerecht bewegen? Faszienforscher wie Dr. Robert Schleip und sein Freiburger Kollege Edo Hemar empfehlen das Laufen, Klettern, Schieben und Ziehen sowie das Heben, Tragen, Hocken und Werfen als primär artgerechte Bewegungsmuster des Menschen. Innovative Fitnesscoaches erfinden die passenden Bewegungsmethoden wie das Primary-Movement-Training, Paleo-Fitness, Evo-Fitness oder MovNat.

## Laufen und Rennen

Schimpansen können nur ein paar Schritte aufrecht gehen – und schnell laufen müssen sie auch nicht unbedingt, weil ihnen das im dichten Urwald keine Vorteile bringen würde. Beim Jagen in der Steppe macht das Laufen auf zwei Beinen jedoch viel Sinn. Kein Wunder also, dass sich unsere Vorfahren zu perfekten Läufern entwickelten.

Das Laufen gilt als die Königsdisziplin aller menschlichen Fortbewegungsarten, denn dafür sind wir perfekt ausgestattet: Schon in der Steinzeit waren die Zehen so verkürzt, damit unsere Vorfahren den Fuß besser abrollen konnten. Die elastisch federnden Faszien gehen an der unteren Wade in die lange Achillessehne über – die dickste und stärkste Sehne des Menschen. Das bindegewebige Band der Fußsohle, die Plantarfaszie, unterstützt uns von unten beim federnden Laufen. Von Mutter Natur sind wir so ausgestattet, dass wir als Ausdauerläufer kaum zu schlagen sind. Wir können fast jedes Tier zu Tode hetzen – das war eine der Methoden unserer Vorfahren, der frühen Jäger. Wir Menschen sind zum Laufen geboren.

Unsere langen Achillessehnen ermöglichen es uns sogar, dass wir federnd wie eine Gazelle laufen, wie ein Känguru hüpfen und wie eine Katze zum Sprung ansetzen können. Dafür werden die Sehnen und die Faszien der Beine wie elastische Gummibänder vorgespannt. Beim anschließenden Loslassen wird die gespeicherte Energie freigesetzt, was die Sprungbewegung ermöglicht.

Wie Sie diesen sogenannten Katapultmechanismus trainieren können, erfahren Sie im Praxisteil ab Seite 86.

## Die wiederentdeckte Barfuß- oder Minimalschuh-Kultur

„Die Natur hat nicht die Erfindung des Schuhs vergessen, sondern uns mit Füßen ausgestattet." Dieses Zitat stammt von dem angesehenen Anthropologen Daniel Lieberman von der Harvard-Universität, der auch als *Barfuß-Professor* bekannt ist. In seinem Labor untersucht er unter anderem die Wirkung des modernen gepolsterten Laufschuhs im Vergleich mit dem Barfußlauf. Lieberman, inzwischen selbst überzeugter Barfußläufer, stellte fest, dass der Läufer im Hightech-Laufschuh tendenziell auf der Ferse landet und dann zum Vorfuß hin abrollt. Dieses sogenannte Heel-Striking wurde von Fitnesscoaches und Lauftrainern jahrelang als die optimale Lauftechnik gelehrt.

Als Lieberman und sein Team Läufer auf das Laufband stellten, die seit Jahren barfuß liefen, stellten sie überrascht fest, dass diese natürlicherweise auf dem Vorfuß landen – Forefoot-Striking nennt sich das. Der Barfußläufer kommt beim ersten Bodenkontakt mit dem vierten bis fünften Mittelfußknochen auf, rollt dann zur Großzehe ab und erst zum Schluss folgt die Ferse.

Lieberman und dessen Kollegin, die führende Sportmedizinerin Dr. Irene Davis, belegten, dass die Reaktionskraft aus der Erde beim Vorfußlauf mit weniger Stoßintensität auf Knie und Hüftgelenke einwirkt. Beide vermuten daher, dass eine graduelle Umstellung auf einen barfußähnlichen Laufstil für viele Läufer eine gesündere Gelenkbelastung in Knien und Hüften mit sich bringen könnte.

### Zurück zur Natur?

Alle Ausführungen zur artgerechten Bewegung könnten nun dazu verleiten, ab sofort nach dem Motto „Zurück zur Natur" zu leben. Stühle aus dem Fenster zu werfen, Laufschuhe in die Tonne zu treten und sich dem evolutionären Erbe mit Haut und Haar anzuvertrauen. Seien Sie gewarnt: Die Füße von Barfußläufern, die über lange Strecken unterwegs sind, haben das von Kindesbeinen an praktiziert und verfügen über eine außerordentliche Elastizität und Kraft.

Starten Sie, falls Ihre Füße in Schuhgefängnissen groß geworden sind, am besten mit nur einigen Barfußschritten am Ende eines üblichen Laufes. Wenn das gut geht, können Sie den Umfang von Woche zu Woche geringfügig steigern.
Zurück zur Natur, aber mit Sinn und Verstand und vor allem ausdauernder Geduld. Ansonsten sind Überlastungsschäden und Verletzungen vorprogrammiert. Planen Sie mindestens ein Jahr zum Umbau eines degenerierten Zivilisationsfußes in eine ähnlich kräftig-elastische Pranke ein, wie sie Barfußläufer kennzeichnet. Steigern Sie Ihre Hüftbeweglichkeit über Wochen und Monate, indem Sie öfter und regelmäßig, anfangs für kurze Zeit und dann immer länger, auf dem Boden sitzen und hocken. Übungen zur Kräftigung des Fußes finden Sie im Praxisteil ab Seite 146.

# Klettern und Hangeln

Schimpansen, die nicht artgerecht im Zoo leben, leiden überraschenderweise an ähnlichen Gelenkarthrosen wie Menschen. Der amerikanische Anthropologe Professor Dr. Robert McNeill Alexander folgte großen Menschenaffen in der freien Wildbahn, filmte deren Gelenkbewegungen und verglich seine Ergebnisse mit dem Bewegungsverhalten von Menschen.
Bei der Auswertung stellte er fest, dass jene Gelenke, die wir gegenüber unseren Artgenossen nur sehr eingeschränkt benutzen, bei uns besonders häufig von Arthrose sowie rheumatischen Degenerationen betroffen sind. Während Gelenke, die wir affenähnlich beanspruchen, auch im Alter genauso gesund bleiben, wie dies bei Affen der Fall ist, die in einer artgerechten Umgebung leben.
Daraus entwickelte der Forscher die „Unused Arc Hypothesis" – was sich sinngemäß als die These vom ungenutzten Bewegungsumfang übersetzen lässt. Die Vermutung:

Eine eingeschränkte Belastung fördert degenerative Prozesse wie Gelenkrheuma und Arthrosen. Denn interessanterweise beginnt die Arthrose nicht an den besonders belasteten Bereichen, sondern an den ungenutzten Seiten der Gelenkbahn, aufgrund des mangelnden Stoffwechsels vorwiegend in den Randbereichen.

Dr. Robert Schleip erklärt dieses Prinzip an einem Beispiel: „Eine Tür lässt sich 180 Grad weit öffnen. Wenn wir von diesem Radius aber nur 90 Grad oder gar weniger brauchen, um hindurchzugehen, kann dies dazu führen, dass sich die Scharniere nur in diesem eingeschränkten Winkel frei bewegen lassen. An den übrigen nicht benutzten Randbereichen sammeln sich hingegen im Laufe von Monaten Ablagerungen und Schmutz an, sodass sich die Tür irgendwann nicht mehr komplett öffnen lässt."
Übertragen auf den Menschen heißt das: „Unsere Schulterbeweglichkeit nutzen wir im Alltag meist nur, um die hängenden Arme bis in die Waagerechte hochzuziehen. Das sind also maximal 90 Grad", erklärt der Faszienforscher. „Die restlichen 270 Grad nutzen wir aber nur, wenn wir einen Pullover anziehen wollen. Das Schultergelenk ist dann also nur selten Zug- und Druckbelastungen in diesen ungenutzten Bereichen ausgesetzt."
Aus diesem Grund turnen die Teilnehmer meiner Faszien-Fitness-Kurse auf Spielplätzen herum. Im dortigen Klettergerüst üben sie das Hangeln, Überkopf-Hängen und andere affenähnliche Bewegungen. Dann sind unsere Schultergelenke endlich mal wieder voll im Einsatz und die Welt steht auf dem Kopf. In dieser *Monkey-Gym* werden zudem die Muskelhüllen der Arme im kurzen Bereich optimal gekräftigt. Das ist zusätzlich eine hochintensive Tonisierungseinheit.
Sobald die Teilnehmer die „Als Erwachsener tut man das nicht"-Schwelle genommen haben, erleben sie belebenden Spaß. Die zu Beginn skeptischen Mienen verwandeln sich in lachende Gesichter und leuchtende Augen.

## Hocken und Sitzen

Kennen Sie die Hockenden Chinesen auf dem Schönleinsplatz in Bamberg? Die rot angemalten Männerskulpturen sorgten 2014 für einiges Aufsehen, als sie auf der Wiese Platz nahmen. Barfuß und breitbeinig hocken sie in der Runde, die Arme zwischen den Knien und die Hände im Gras.

Wir haben eine ausgeprägte Sitzmöbelkultur, arbeiten nur selten auf dem Boden, sondern fläzen oder lümmeln viele Stunden täglich auf Stühlen, Sesseln oder dem Sofa. Die Erfindung des Stuhls ist für unseren Körper unphysiologisch und es darf uns nicht wundern, wenn der Rücken ächzt, Hüftgelenke einrosten und rückwärtige Beinmuskeln verkürzen. In asiatischen Ländern ist es noch ganz natürlich, auf dem Boden zu hocken. Da sitzen die Menschen stundenlang auf dem Marktplatz, an den Bushaltestellen und auf dem Donnerbalken.

Für Kinder ist es meist noch ein Leichtes, die Knöchel-, Knie- und Hüftgelenke komplett zu falten. Doch je älter wir werden, desto schwerer fällt es uns, die Häschen-Haltung einzunehmen.

Als Moslem kommen Sie wahrscheinlich noch etwas besser in die Hocke hinab. Denn Sie sind es gewohnt, sich mehrmals am Tag zum Beten hinzuknien und sich vorn-überzubeugen. „Auf dem Boden und in der Hocke zu sitzen ist für viele Menschen nicht einfach", gibt Dr. Robert Schleip zu bedenken. „Die Wadenmuskeln haben sich bei ihnen über die Jahre so stark verkürzt, dass sie nicht mehr weit genug nach unten kommen. Nur auf hohen Absätzen ist das für viele noch zu schaffen."

## * Alltagsübungen: die Sitz- und Hockvarianten *

Nehmen Sie im Alltag, zum Beispiel beim Essen, Lesen oder in der Mittagspause, immer wieder alternative Sitzpositionen ein:

* Schneidersitz: Setzen Sie sich nicht auf einen Stuhl, sondern auf den Boden, der mit Tatami-Matten oder Sitzkissen ausgelegt ist.
* Japanischer Fersensitz: Knien Sie sich auf den Boden, und setzen Sie sich auf die Fersen. Dabei bleibt der Rumpf aufrecht.
* Päckchenhaltung: Beugen Sie sich aus dem Fersensitz nach vorn, und legen Sie den Kopf vor den Knien ab. Beim Yoga gibt es diese Child's Position oft zum entspannenden Abschluss.

Die tiefe Abfahrtshocke ist Teil des Faszientrainings. Diese Grundposition zeigen wir Ihnen auf Seite 110. Dann können Sie sich gelenkschonend zu Hause auf den Boden oder im Park auf die Wiese hocken. Einmal am Tag wäre schon ein guter Anfang. Mit unseren dynamischen Übungen wie dem Frosch-Sprung werden Sie im Laufe der Wochen und Monate feststellen, dass Ihnen das immer leichter fällt.

# Werfen und Schleudern

Kleines evolutionäres Rätselraten: Wissen Sie, wodurch sich der Australopithecus, der vor vier bis zwei Millionen Jahren in Afrika lebte, von seinem Nachfolger, dem Homo erectus, unterscheidet?

Als ein Kriterium identifizierten Paleoanthropologen der Forschergruppe um Professor Daniel Lieberman die beeindruckenden körperlichen Voraussetzungen, die der Homo erectus fürs Werfen entwickelt hatte. Sein Skelett hatte sich so verändert, dass der aufrechte Mensch auf zwei Beinen laufen, aber auch die Schulter extrem schnell rotieren lassen konnte. „Neben einem höheren Rotationswinkel trugen dazu offenbar auch die Faszien in den entsprechenden Körperregionen bei, die man zum Werfen braucht", so Dr. Robert Schleip. „Dabei entsteht ein erheblicher Teil der Bewegungsenergie aus der dynamischen Federung, also dem Katapulteffekt der Faszien." So gesellt sich zur beeindruckenden Speicherkapazität der Achillessehne, die uns zum *Langlauftier* auf zwei Beinen werden ließ, das Werfen als eine ursprünglich artgerechte Bewegung dazu. Für kräftige und flexible Schulter- und Armbewegungen ist es daher sinnvoll, das Werfen wieder in unseren wöchentlichen Alltag zu integrieren. Wer einen Hund hat, ist durch das Stöckchenwerfen eindeutig im Vorteil.

Aber auch sonst gibt es einige alltagstaugliche Möglichkeiten:
* Werfen Sie mit einem Spielpartner so abwechslungsreich wie möglich Bälle oder Frisbees hin und her.
* Beim Jonglieren gibt es Partnerübungen, bei denen Sie sich Bälle, Keulen und Ringe auch über Kopf zuwerfen.
* Probieren Sie das Speerwerfen oder Diskuswerfen aus.

Oder trainieren Sie mit uns die Wurfübungen aus dem Praxisteil.

# Ernährung für das Bindegewebe

Gleich vorneweg: Es ist besser, Sie treiben Sport und ernähren sich nicht ganz so optimal, als dass Ihre Ernährung ganz vorbildlich ist, Sie nur öko und Gesundes essen, aber den ganzen Tag auf der Couch liegen. „Faszien springen sensibler auf Über- und Unterforderungen in der mechanischen Stimulation an als auf die Ernährung", erklärt Dr. Robert Schleip. Obwohl regelmäßige und *richtige* Bewegung das A und O für gesunde Faszien ist, können Sie Ihr Bindegewebe zusätzlich mit der *richtigen* Ernährung pflegen.

Welche Ernährung aber ist besonders faszienfreundlich? Auf diese Frage gibt es leider noch keine wissenschaftlich fundierte Antwort und auch entsprechende Untersuchungen dazu sind noch Mangelware. Die Ernährungsforschung gewinnt laufend neue Erkenntnisse, die bislang geltende Aussagen widerlegen, und wenn es um gesunde Ernährung geht, kursieren ohnehin zahlreiche, teils widersprüchliche Meinungen.

Das alles macht es nicht leicht, umfassende Empfehlungen für eine faszienfreundliche Ernährung zu geben. So bleibt zu hoffen, dass die emsig arbeitenden Faszienforscher auch zu diesem spannenden Thema in absehbarer Zeit gesicherte Ergebnisse beitragen.

Derzeit können wir uns aber grundlegend einer Richtlinie anschließen: Faszienfreundlich ist eine Ernährung, die Entzündungen im Körper niedrig hält. „Bislang gibt es noch keine Studien dazu, dass eine antientzündliche Ernährung konkret das Bindegewebe verbessert", erklärt Dr. Robert Schleip. „Wir können hierbei jedoch auf die Ernährungsstudien zurückgreifen, die es zu rheumatischen Erkrankungen gibt, bei denen es zu Entzündungen an Muskeln, Faszien inklusive Sehnen und Gelenken kommen kann. Sie geben uns mögliche Hinweise für die richtige Faszien-Ernährung bei gesunden Menschen."

Zum Stichwort Faszien-Ernährung finden Sie in Internetsuchmaschinen übrigens noch keine Ergebnisse, weil sich dazu bislang nur wenige Faszien- und Ernährungsforscher öffentlich geäußert haben. In diesem Buch wagen wir uns trotz allem an das Thema heran und hoffen, damit einen weiteren Anstoß zu tiefer gehenden und aufschlussreichen Kooperationen über die Fachgrenzen hinweg geben zu können.

# * Was ist eine Entzündung? *

So unangenehm es oft auch ist: Mit einer Entzündung wehrt sich unser Körper gegen Krankheitserreger, indem er sie bekämpft. Während des komplizierten Heilungsprozesses fallen Zellreste an, die abgebaut werden müssen, damit sich die betroffenen Stellen erholen und regenerieren können.

Für eine Entzündung sind diese bekannten fünf Anzeichen typisch: Rötung, Hitze, Schwellung, Schmerz und Bewegungseinschränkung.
1. Die Durchblutung wird verstärkt, die Bereiche röten sich.
2. Das Wundgebiet wird warm, auch Fieber kann ein Hinweis auf eine innerliche Entzündung sein.
3. Es kommt zu Schwellungen, weil sich Flüssigkeit aus dem Blut ansammelt.
4. Wenn Ödeme auf die Nerven drücken, empfinden wir das als Schmerz.
5. Wenn etwas wehtut, neigen wir oft dazu, uns so wenig wie möglich zu belasten und zu bewegen.

**Hinweis:** Um den möglichen Einfluss der Ernährung auf das Entzündungsgeschehen so einfach wie möglich zu erklären, greifen wir auf die Begriffe der Ernährungsexpertin Prof. Michaela Döll zurück und vergleichen die Entzündung mit einem Feuer:
* Brandzünder stehen am Anfang des Geschehens.
* Brandherde und Feuerstellen bezeichnen die entzündeten Stellen.
* Brandlöscher sind die *guten* Lebensmittel, die eine Entzündung hemmen können.
* Brandbeschleuniger nennen wir die *schlechten* Lebensmittel, die dazu beitragen, dass sich eine Entzündung verschlimmert.

Um das Gewebe und den Stoffwechsel nicht mit Entzündungen zu belasten, empfehlen Ernährungsberater, dass Sie eher *Brandlöscher* zu sich nehmen und auf *Brandbeschleuniger* möglichst verzichten sollten.

# Brandzünder: Bauchfett ist schädlich

Oft heißt es, dass Übergewicht ungesund sei. Doch was bedeutet das im Hinblick auf unser Bindegewebe? Der Body-Mass-Index (BMI) eignet sich nicht so gut, um diese Frage zu beantworten, weil er sich nur auf die Körpergröße und das Gewicht bezieht. Viel wichtiger ist aber die Körperstelle, an der sich das Fett ansammelt: Genau genommen geht es nämlich um das Bauchfett.

Das Fettgewebe am Bauch, aber vor allem im Bauch bezeichnen Mediziner als viszerales Fett – wobei viszeral die Zugehörigkeit zu den Eingeweiden meint. Übergewichtige mit hohem BMI haben zwar viel viszerales Fett, aber auch bei Menschen mit einem mittleren BMI kann es sich zwischen den inneren Organen ansammeln.

Das Problem: Im Bauchfett bilden sich fortlaufend Botenstoffe, die als Brandzünder wirken und Brandherde entfachen können, sodass sich das Gewebe chronisch entzünden kann.

Was also tun? Das Absaugen des überschüssigen Bauchfetts würde kaum etwas nutzen, weil Chirurgen das um die Organe liegende Gewebe dabei nicht erreichen. Also hilft alles nichts: Sie sollten sich regelmäßig bewegen und nicht mehr Kalorien zu sich nehmen, als sie verbrauchen.

## * Mythos „Viel trinken!" *

Mit dem Mythos, möglichst viel zu trinken sei gut für die Durchfeuchtung des Bindegewebes, haben wir ja bereits im Kapitel „Bindegewebe, Wasser und fließende Dynamik" aufgeräumt. Die Rehydration der Gewebe wird im Wesentlichen durch mechanische Stimulation wie das Rollentraining erreicht. Ernährungsexperten empfehlen Sportlern zu trinken, sobald Sie leichten Durst verspüren, allerdings auf keinen Fall Unmengen an Wasser in kurzer Zeit zu sich zu nehmen. Das kann durch das Ausschwemmen von Mineralien schädigend sein. Trinken Sie ausreichend, sobald Sie leichten Durst verspüren. Sie können Flüssigkeit auch in Form von Rohkost, Obst oder Suppe zu sich nehmen.

# Brandlöscher: Liste der guten Lebensmittel

Ganz oben auf der „What to eat"-Liste steht Wackelpudding. Dieser besteht haupt-sächlich aus Gelatine und diese wiederum wird meist aus Schweineschwarten gewonnen und ist somit gekochtes Kollagen.

Der amerikanische Biologe Keith Baar vermutet, dass der Verzehr von Gelatine das Verletzungsrisiko von Sportlern mindert. In der Zellkultur konnte er zeigen, wie künstliche Bänder reißfester wurden, wenn man ihnen wichtige Baustoffe aus Ge-latine beigab. Er empfiehlt daher, vor dem Training eine Portion Gelatine zu sich zu nehmen.

Am besten kochen Sie sich den Wackelpudding aus einer ungezuckerten Gelatine und geben zum Süßen etwas Fruchtsaft oder Stevia hinzu. Gummibärchen täten es auch, aber eine 200-Gramm-Tüte enthält 91,2 Gramm Zucker, was 30 Stücken Würfel-zucker entspricht.

Wer's lieber herzhaft mag, sollte öfter zu Aspik und Jus, Sülze und Corned Beef grei-fen, denn Salz ist für die Faszien nicht so schädlich wie Zucker (siehe Seite 83f.).

Für Vegetarier und Veganer gibt es leider keine Alternative zur Gelatine, denn Pflan-zen enthalten kein Kollagen. Daher bestehen auch die entsprechenden Nahrungs-ergänzungsmittel aus tierischen Produkten.

## Faszienfreundliche Spurenelemente

Bei den faszienfreundlichen Spurenelementen ist in erster Linie **Zink** zu nennen. Es ist in den Wänden der Faszien enthalten und an der Zusammensetzung von Kollagen beteiligt, außerdem unterstützt es die Wundheilung. Daher benutzt man auch eine Zinksalbe gegen und bei Sonnenbrand.

Es liegt also nahe, dass wir unserem Körper auch innerlich ausreichend Zink zur Verfügung stellen sollten. Spitzenreiter beim Zinkgehalt sind Austern und Muscheln, aber auch Rinder- und Schweineleber, Krabben oder Käse enthalten viel Zink.

Der Körper nimmt das Spurenelement zwar nicht ganz so gut aus pflanzlichen Lebensmitteln auf, aber auch mit Linsen, Sojabohnen, Sonnenblumenkernen, Voll-korngetreide und Weizenkleie sind auch Veganer gut versorgt.

## Faszienfreundliche Enzyme

**Bromelain** umfasst zwei Enzyme, die im Stamm der Ananaspflanze vorkommen. Das Enzymgemisch beschleunigt den Heilungsprozess bei einer Entzündung und lässt Schwellungen schneller zurückgehen. Bromelain können Sie beim Entsaften des holzigen Strunks der Ananas gewinnen.

**Papain** ist in der Papaya enthalten, wirkt entzündungshemmend und kommt vor allem in der noch grünlichen, unreifen Frucht und in den schwarzen Samen vor.

**Chymotrypsin** und **Trypsin** sind Enzyme aus der Bauchspeicheldrüse und werden meist von Schweinen gewonnen. Auch sie wirken auf die Entzündungsbereitschaft in den Faszien ein oder beschleunigen die Wundheilung.

Faszienfreundliche Enzyme pflanzlicher oder tierischer Herkunft hemmen die entzündungsfördernden Zytokine in den Geweben. Sie können Enzyme als Kur zur Vorbeugung, aber auch bei bestehenden Entzündungen und zur schnelleren Wundheilung einsetzen. Wer nicht jeden Tag den Entsafter anwerfen will, kann auch zu Fertigpräparaten greifen.

Diese bestehen aus einer Mischung der oben genannten pflanzlichen und tierischen Enzyme. Positiv daran ist, dass ein hochwertiges Enzympräparat im akuten Fall auch mit entzündungshemmenden Medikamenten wie Acetylsalicylsäure oder Diclofenac kombiniert werden kann.

Längerfristig lassen sich die Medikamente dann eventuell durch eine *weichere* Enzymbehandlung ersetzen. Vorausgesetzt, Sie nehmen die Enzyme richtig ein: eine halbe Stunde vor oder zwei Stunden nach den Mahlzeiten – dann wirken die Enzyme im Bindegewebe. Zu den Mahlzeiten eingenommen spalten Sie lediglich die Nahrung höchst effizient auf.

## Vitamine

Die Vitamine A, E und C sowie Betacarotin als Vorstufe zu Vitamin A zählen zu den Antioxidantien, hier führen wir sie neben Vitamin D extra auf.

**Vitamin A** ist in Leber, Fisch, Milch und Käse enthalten. Vor allem mit Karotten, aber auch mit Spinat, Tomaten, Brokkoli und Aprikosen können Sie den täglichen Bedarf an Betacarotin decken. Der Körper kann das Provitamin A am besten zusammen mit einer kleinen Fettmenge aufnehmen, dazu eignet sich beispielsweise Olivenöl.

**Vitamin E** aus Pflanzenölen schützt die Zellmembranen und fängt freie Radikale ab.

**Vitamin C** ist wichtig für das Bindegewebe, weil es dazu beiträgt, die Fasern wie ein Klebstoff zusammenzuhalten. Besonders viel Vitamin C steckt in Fenchel, Grünkohl, Brokkoli und roter Paprika. Schwarze Johannisbeeren, Hagebutten und Acerola-Beeren gehören auch zu den Vitamin-C-Bomben.

**Vitamin D** reduziert die Menge der Proteine (Zytokine), die bei Entzündungsprozessen beteiligt sind. Das fettlösliche Vitamin kommt vor allem in Lebertran, Heringen, Sardinen und Lachs vor, aber in geringeren Mengen auch in Milch, Eiern und Shiitake-Pilzen. Die effektivste Vitamin-D-Quelle ist allerdings das Sonnenlicht. Halten wir uns oft (ungeschützt) draußen auf, synthetisiert der Körper das Vitamin meist in ausreichendem Maße selbst. Hier sollte man jedoch berücksichtigen, dass jeder Aufenthalt in der Sonne auch das Hautkrebsrisiko erhöht.

In den lichtarmen Wintermonaten kann es sinnvoll sein, Vitamin D als Nahrungsergänzungsmittel einzunehmen. In diesem Fall wie auch generell bei der Einnahme von Nahrungsergänzungsmitteln sollten Sie sich von einem Arzt beraten lassen. Er kann geeignete Präparate empfehlen und die Einnahme gegebenenfalls überwachen. Häufig haben sich Alternativmediziner auf orthomolekulare Medizin, also die Therapie über Mikrovitalstoffe, spezialisiert.

## Antioxidantien

Bei Entzündungen entwickeln sich vermehrt freie Radikale im Körper. Um diese aggressiven Substanzen in Schach zu halten, erhöht sich der Bedarf an Radikalenfängern. Hier spielen **Antioxidantien** eine Rolle, die in **Obst und Gemüse** enthalten sind – allen voran in den **roten Goji-Beeren**, die in Asien beheimatet und auch in Europa zu finden sind. Hinzu kommen **entzündungshemmende Carotinoide**. Der antioxidative Pflanzenwirkstoff **Anthocyan in Kirschen, Papaya und Blaubeeren** eignet sich ebenso dazu, freie Radikale unschädlich zu machen. **Zwiebeln und Knoblauch enthalten Schwefelverbindungen**, die das Immunsystem beim Kampf gegen Krankheitserreger unterstützen. Hinzu kommt der **Radikalenfänger Quercetin**, der dem Körper hilft, sich gegen entzündliche Prozesse zu wehren.

**Polyphenole** sind sekundäre Pflanzenstoffe, die als Antioxidantien wirken, weil sie im Körper freie Radikale abfangen und ihn so vor Entzündungen schützen können. In Pflanzen kommen Polyphenole in Form von Farb- und Geschmacksstoffen und Gerbstoffen vor.

Die blauen **Acai-Beeren** der brasilianischen Urwaldpalme haben einen besonders hohen Gehalt an sekundären Pflanzenstoffen. In 100 Gramm sind etwa 135 Milligramm Polyphenole enthalten.

Es gibt viele Pflanzen, die wertvolle Polyphenole enthalten. Hier eine Auswahl an besonders potenten Substanzen für das Bindegewebe. Allen voran hat sich der Gelbwurz, **Kurkuma**, hervorgetan. Kurkuma ist eine wichtige Zutat in Currymischungen. Besonders stark wirkt Kurkuma, sobald dieser zusammen mit schwarzem Pfeffer eingenommen wird. Diese Kombination erhöht die entzündungshemmende Wirkung um das Siebenfache. Fertige Mischungen in Form von Kapseln gibt es bereits im Handel, empfehlenswert ist die Einnahme von bis zu 6 bis 8 Gramm pro Tag. Am besten gewöhnen Sie sich langsam an derartige Mengen. Sie können die Kapseln mit etwas Joghurt kombinieren, damit Ihr Magen nicht rebelliert.

Grüner Tee und der darin enthaltene Stoff **Epicatechin** ist ein weiterer potenter Radikalenfänger. Falls Sie nicht literweise grünen Tee trinken wollen, gibt es **Grüntee** auch in Form von Kapseln oder in Teeläden als **Matcha** in Pulverform. Sie können einen Löffel Matcha morgens in einen grünen Smoothie geben. Aber denken Sie daran: Grüntee enthält sehr viel Koffein und macht wach – also nicht zu spät einnehmen, falls Sie in der Nacht entspannt schlafen wollen.

**Chili** mit dem wirksamen Inhaltsstoff **Capsaicin** gehört auch zu den Favoriten für das Faszien-Food. Im Bindegewebe befinden sich spezielle Rezeptoren, die auf Capsaicin ansprechen. Daher wird dieser Stoff auch in Schmerzgels und -cremes zugefügt und ist wirksam bei Sportverletzungen wie Verstauchungen, Zerrungen oder Rückenschmerzen. Capsaicin durchblutet und erwärmt lokal das Gewebe und wirkt zudem dämpfend auf die gereizten Schmerzrezeptoren. Aber Vorsicht: Nach dem Einreiben Finger weg von den Augen, sonst brennt's fürchterlich!

Falls Sie Capsaicin einnehmen wollen, sollten Sie die Dosis langsam steigern, denn Capsaicin ist höllisch scharf.

**Kakao** und die darin enthaltenen **Flavanole** sind in Form von dunkler Schokolade die Lieblings-Antioxidantien vieler Menschen. Bitte darauf achten, dass der Kakaoanteil bei mindestens 70 Prozent liegt und der Zuckeranteil möglichst gering ist. Ein Blick auf die Inhaltsangaben lohnt sich, denn manchmal wird der gutgläubige Verbraucher in die Irre geführt. Mittlerweile gibt es zahlreiche hochwertige Schokoladensorten in der Bioabteilung oder im Ökomarkt.

## * Divos Lieblings-Smoothie *

**Zutaten**

* 1 Avocado
* 1 Birne
* ½ Bund Petersilie
* 200 ml Wasser
* 2 Blattstiele Staudensellerie
* 1 Baby-Romanasalat
* ½ TL Matchapulver
* 1 Prise Pfeffer

**Zubereitung**

Die Avocado halbieren, den Kern entfernen, das Fruchtfleisch mit einem Löffel aus der Schale heben. Den Staudensellerie waschen und zerkleinern. Die Birne waschen, vierteln und das Kerngehäuse heraus-schneiden. Den Salat und die Petersilie waschen, abtropfen lassen und zerkleinern. Alle Zutaten in den Mixer geben, Matchapulver und Wasser hinzufügen und fein pürieren.
Zum Schluss mit Pfeffer abschmecken.

## Omega-3-Fettsäuren

Fischfette enthalten viele Omega-3-Fettsäuren, die entzündungshemmend wirken. Zu empfehlen sind vor allem fettreiche Kaltwasserfische wie Hering, Makrele, Lachs und Thunfisch. Aber auch die Öle von Raps, Leinsamen und Walnüssen enthalten die entzündungshemmenden Fettsäuren.

# Brandbeschleuniger:
# Liste der schlechten Lebensmittel

Ganz oben in der Pyramide der Nahrungsmittel, die Entzündungen fördern, stehen Süßigkeiten. Der enthaltene Zucker ist so schädlich, dass wir so wenig wie möglich davon essen sollten. Auch glutenhaltige Getreideprodukte, Milchprodukte und Eier können entzündlich wirken.

# Zucker lässt das Bindegewebe steif werden

## Frage an Dr. Robert Schleip

**Die meisten Menschen nehmen zu viel Zucker zu sich – und das kann nicht nur dick machen, sondern lässt auch die Haut und das Bindegewebe schneller altern.**

**Warum ist Zucker so schädlich für unseren Körper?**

Dr. Robert Schleip: „Je älter wir werden, desto mehr verzuckern wir. Dabei formen sich große Kristallstrukturen im Bindegewebe, sodass es spröde wird. Diesen Prozess der Kristallisation (siehe Seite 57f.) können wir jedoch durch geeignete Maßnahmen verlangsamen oder beschleunigen. Eine allzu süße Ernährung fördert das Karamellisieren des Bindegewebes. Wenn Sie Ihren Konsum von Zucker und zuckerähnlichen Kohlehydraten verringern und sich viel bewegen, können Sie diese Entwicklung etwas aufhalten.“

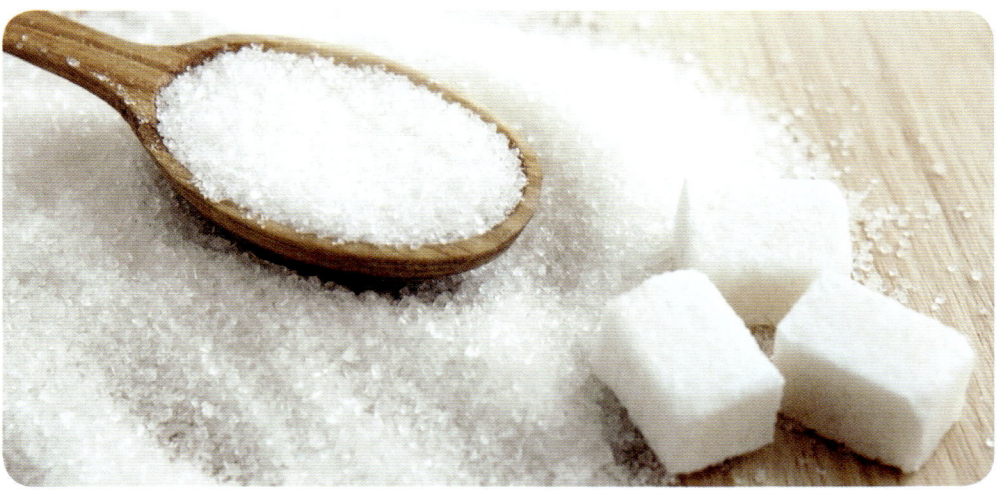

Oxidierte Fette wirken ebenfalls als Brandbeschleuniger: Durch Licht und Hitze verwandeln sich Fette und Öle, weil sie dann schneller mit Luftsauerstoff reagieren. Wenn sie an einem hellen und warmen Ort gelagert werden, führt die Oxidation dazu, dass sie ranzig werden. Auch beim Braten und Grillen entstehen oxidierte Fette, die als Brandbeschleuniger Entzündungen und Veränderungen des Gewebes fördern. **Tipp:** Lagern Sie Fette und Öle an einem dunklen und kühlen Ort.

Zu viel des Guten ist oft auch nicht richtig – das jedenfalls gilt für die Öle aus Sonnenblumenkernen, aus den Keimen von Maiskörnern und den geschälten Samen der Färberdistel. Diese Öle enthalten viele Omega-6-Fettsäuren, aus denen der Körper Botenstoffe herstellen kann, die Entzündungen fördern. Daher empfiehlt es sich, bei hohem Ölverbrauch lieber auf Raps-, Walnuss- und Leinöl auszuweichen.

## Fazit

Durch faszienfreundliches Food, aber auch durch spezifische Nahrungsergänzungsmittel können Sie Ihr Bindegewebe zusätzlich pflegen und die Entzündungswerte nach unten schrauben. Das ist besonders in Zeiten empfehlenswert, in denen Sie hohen körperlichen, aber auch psychischen Belastungen ausgesetzt sind, denn Stress fährt die Entzündungsbereitschaft hoch und schadet Ihrem Bindegewebe.

Trotz allem bietet sich die Ernährung nur als begleitende und stärkende Maßnahme an. Das beste Heilmittel für ein gesundes und straffes Bindegewebe ist die Heilkraft der Bewegung.

**Darum geht es nun endlich in den Praxisteil – das Training für die Faszien beginnt!**

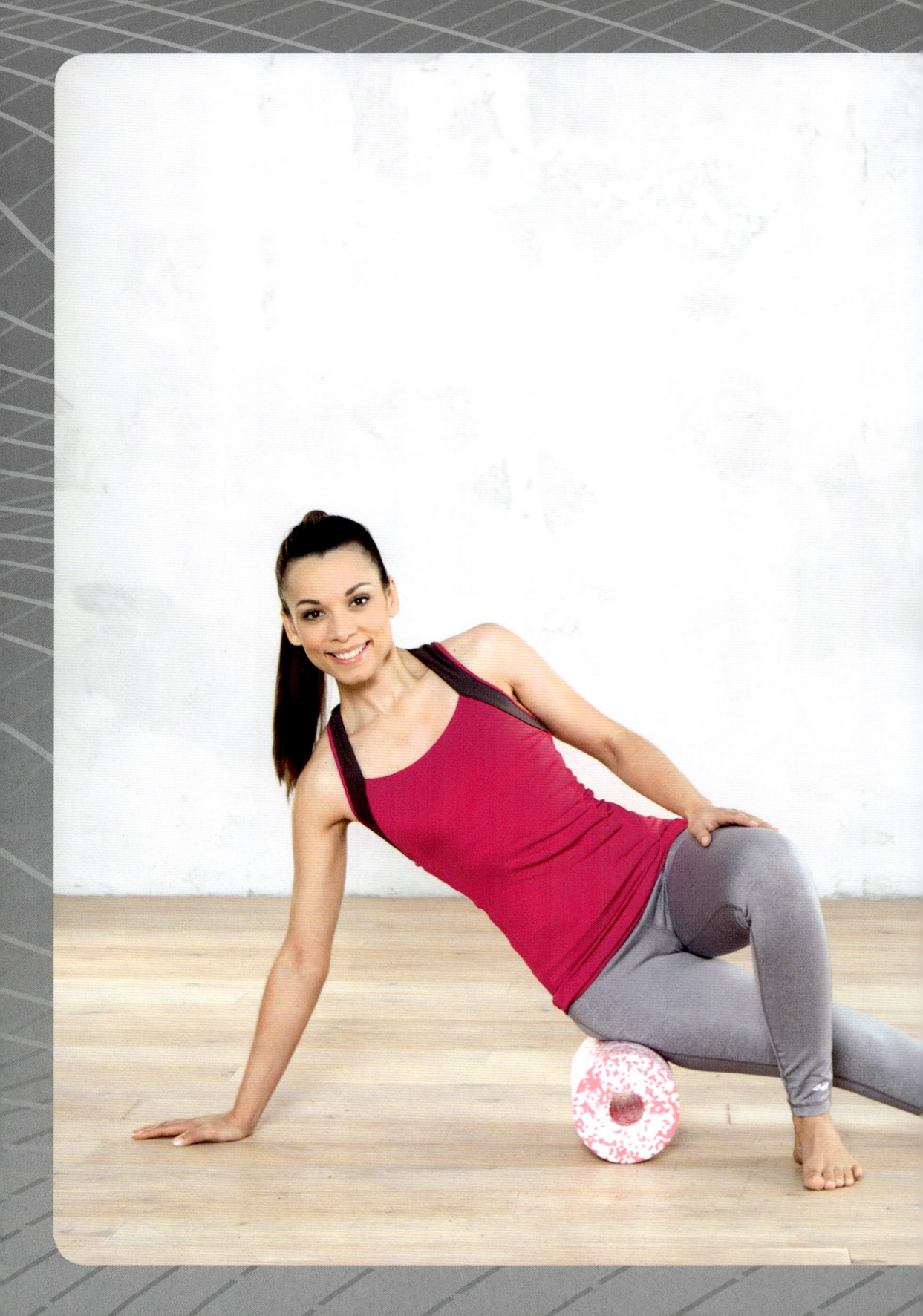

# *PRAXIS*

## Das **Training** der **Faszien**

**\*** Nun geht es mit Schwung und Elan in das Training für die Faszien! Die theoretischen Inhalte sind Ihnen nun bestens vertraut und die wichtigsten Faszien, die wir in diesem Bewegungsprogramm vorwiegend kräftigen und straffen, kennen Sie inzwischen auch.

Falls Sie mit dem Selbsttest auf Seite 45ff. herausgefunden haben, dass es einzelne Faszienketten gibt, die möglicherweise mehr Flexibilität benötigen, können Sie das Training dennoch durchführen. Diese Faszienketten müssen Sie zum Abschluss der Trainingseinheit dann wieder in die Länge ziehen. Auf Seite 102 finden Sie die entsprechende praktische Erläuterung dazu.

Zunächst stellen wir Ihnen die Grundbausteine des Faszientrainings vor und erläutern im Anschluss die spezielle Vorgehensweise zum Straffen des Bindegewebes – unsere Erfolgsformel. Wir zeigen Ihnen eine Vielzahl an Übungen für jede Faszienkette – zum Aufbau oder Wiedergewinnen von widerstandskräftiger Elastizität, für die vitale Spannkraft und last, but not least für eine straffe Körperkontur. Viel Freude beim Bewegen! **\***

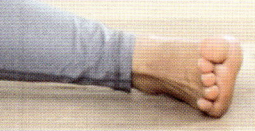

# KAPITEL 5

## Wie werden Faszien optimal trainiert?

Die Bedeutung der Faszien, des muskulären Bindegewebes, wurde in den Bewegungswissenschaften lange Zeit unterschätzt. Die aktuellen Erkenntnisse der internationalen Faszienforschung zeigen jedoch deutlich, dass das Bindegewebe eine wesentliche Rolle bei der Kraftübertragung spielt und eine wichtige Grundlage für Flexibilität, Elastizität und Leistungsfähigkeit bildet. Es handelt sich also keineswegs um ein bedeutungsloses Gewebe, zumal das körperweite kollagene Netzwerk mit zahlreichen Dehnrezeptoren ausgestattet ist und damit unser wichtigstes Sinnesorgan für den Körpersinn, die Propriozeption, darstellt. Faszien sind an jeder Bewegung beteiligt, tragen sowohl zur Entstehung von (Rücken-)Schmerzen als auch zum körperlichen Wohlbefinden bei.

Die Fascial-Fitness-Basisübungen lassen sich in präventive Gesundheitsprogramme, in ganzheitlich ausgerichtete Bewegungsansätze, in die medizinische Rehabilitation und das Training für Leistungssportler integrieren. Vermutlich wird der gezielte Aufbau der Faszien künftig bei jedem ernst zu nehmenden Trainingsansatz eine bedeutende Rolle spielen, wird also jeder Trainingsansatz um die Komponente Faszien erweitert werden.

In diesem Abschnitt stellen wir Ihnen je eine Basisübung des Faszientrainings vor.

### Ein gezieltes Training des Bindegewebes lohnt sich

* Das elastische Kollagennetzwerk dient als eine natürliche Prophylaxe vor Sportverletzungen. Die meisten Sportverletzungen sind keine muskulären Schäden, sondern betreffen das kollagene Gewebe, das jenseits seiner Möglichkeiten belastet wurde.
* Ein gut trainiertes Bindegewebe leistet einen bislang weitgehend unterschätzten Beitrag für einen starken und damit schmerzfreien Rücken.

* „Sich in der eigenen Haut wohlfühlen" müsste eigentlich „sich in den eigenen Faszien wohlfühlen" heißen, denn als sensorisches Organ trägt das kollagene Netzwerk maßgeblich zu unserem Well-Being bei.
* Ist das muskuläre Bindegewebe intakt, dann ist der vitale Schwung auch beim Älterwerden garantiert. Dann bleiben wir beweglich, bewegen uns geschmeidig und – im wahrsten Sinne des Wortes – leichtfüßig durchs Leben.
* Faszial gesteuerte Bewegungen gehen mit einer gesteigerten Effizienz einher, zum Beispiel bei der Sprung- und Schnellkraft, und vermitteln gleichzeitig den Eindruck von Mühelosigkeit und geschmeidiger Eleganz.
* Ein wichtiger Bonus: Es sind die Faszien, die dem Körper Halt und Form geben. Richtig trainiert sind sie verantwortlich für einen gesunden Muskeltonus und eine straffe Körperkontur.

Diesem letzten Punkt widmen wir uns in diesem Buch, denn die Körperformung erfordert ganz spezielle Trainingsprinzipien. Unsere eigens zur Bindegewebsstraffung entwickelte Erfolgsformel erläutern wir Ihnen ab Seite 103.

Für das Training benötigen Sie eine Reihe von Tools (wie etwa die Gewichts-manschetten auf dem Bild unten) – einfache Werkzeuge, die wir Ihnen vorab in der Übersicht zeigen. Unter „Tipps und Tools" auf Seite 186f. finden Sie die ent-sprechenden Herstellernachweise.

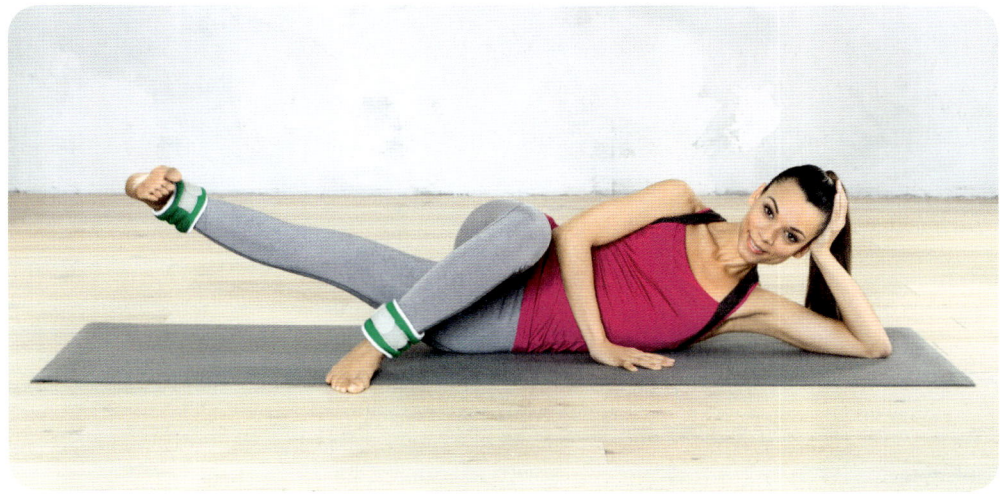

# Tools für das Faszientraining

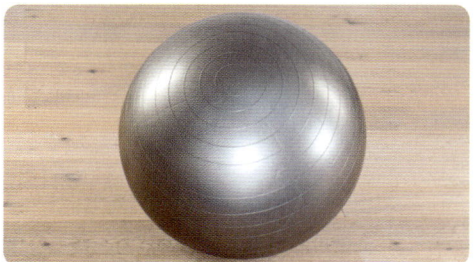

Großer Gymnastikball

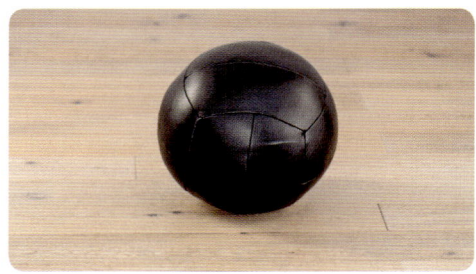

ATX-Softball

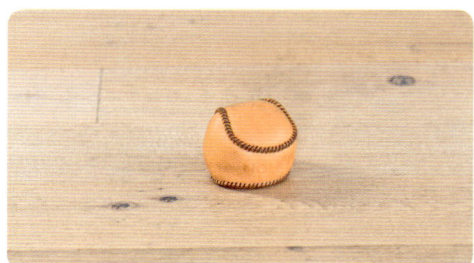

Kleiner Gewichtsball

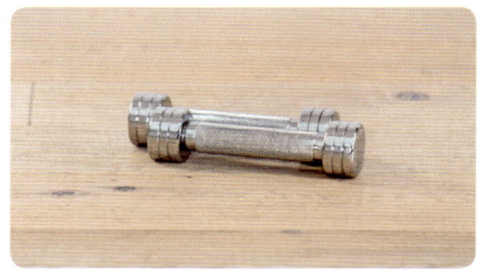

Hanteln (500 g bis 2 kg)

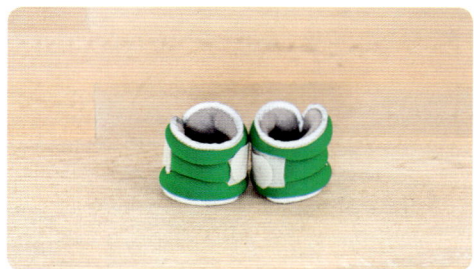

Gewichtsmanschetten (500 g bis 750 g)

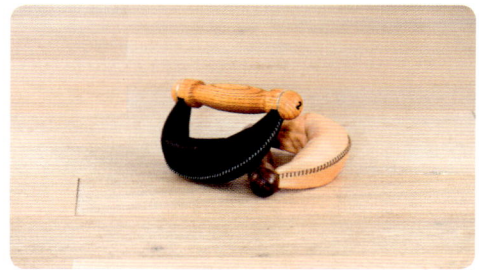

Schwunghanteln

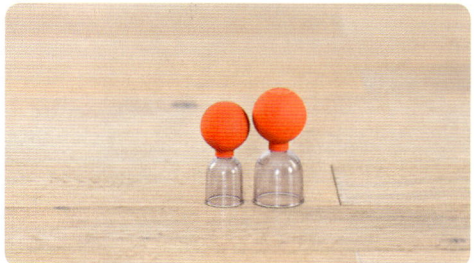

Saugmassage-Glas
(mit 3,5 oder 5 cm Durchmesser)

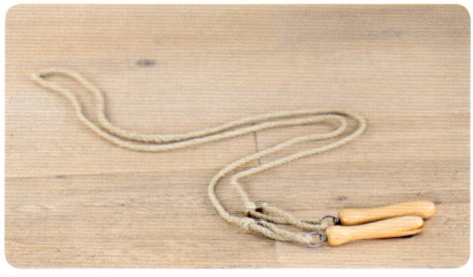

Sprungseil

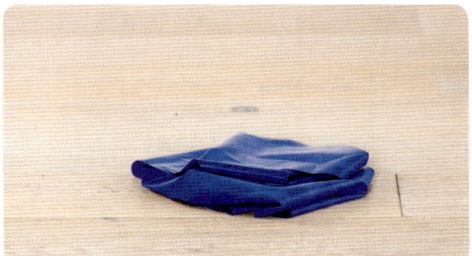

Fitnessband

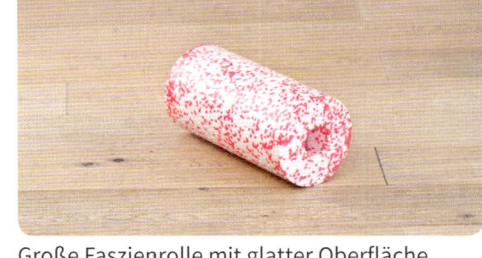

Große Faszienrolle mit glatter Oberfläche

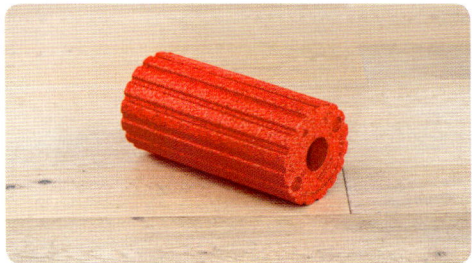

Große Faszienrolle mit gerillter Oberfläche

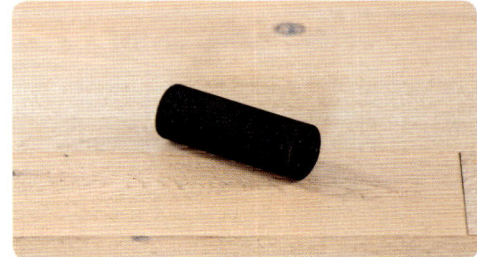

Minirolle

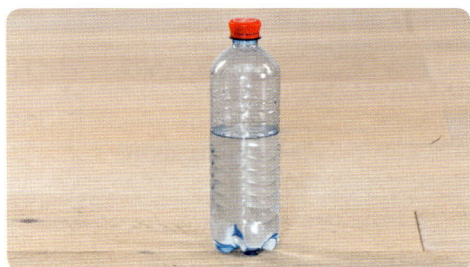

Halb gefüllte Wasserflasche

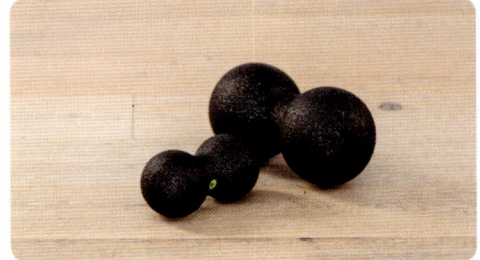

Großer und kleiner Duoball

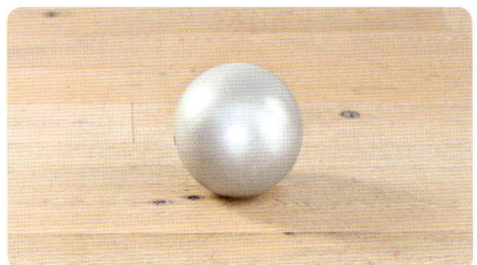

Overball

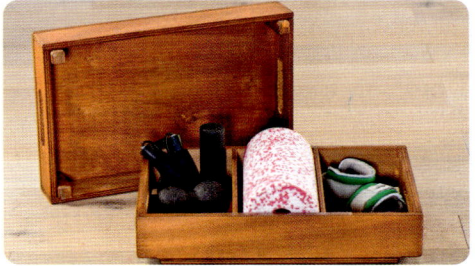

Faszienbox mit den Tools fürs Training

# Grundlagen des Faszientrainings

Das Faszientraining lässt sich in vier Kategorien unterteilen: das elastische Federn, den faszialen Release, das sensorische Verfeinern und das fasziale Dehnen. Jede Kategorie fokussiert jeweils eine der herausragenden Eigenschaften des kollagenen Netzwerkes. Ziel des Trainings ist die Steigerung der Resilienz, also der Widerstandskraft des Bindegewebes, das an Elastizität und Dehnbarkeit gewinnt und so belastbarer wird.

## Das elastische Federn

Kängurus können viel weiter springen, als man bislang durch die reine Muskelkontraktionskraft ihrer Beinmuskeln erklären konnte. Bei der genauen Analyse entdeckten Wissenschaftler erstmals den sogenannten Katapultmechanismus: Dabei werden die Sehnen und Faszien der Beine wie elastische Gummibänder vorgespannt und das gezielte Loslassen ermöglicht dann derart beeindruckende Sprünge von bis zu 13 Metern.

Durch den Einsatz von modernen portablen Ultraschallgeräten gelang es in den letzten Jahren schließlich, eine ähnlich effiziente Arbeitsteilung zwischen Muskeln und Faszien auch bei menschlichen Bewegungen detailliert zu untersuchen. Überraschenderweise stellte sich hierbei heraus, dass die elastische Speicherenergie der menschlichen Beinfaszien denen von Gazellen in nichts nachsteht. Diese Erkenntnis bezieht sich zwar im Wesentlichen auf die enorme Speicherkapazität der Achillessehne, aber wir gehen davon aus, dass zum Beispiel auch die kräftigen, sehnigen Faszien des Schultergürtels oder auch der Rückenfaszie über vergleichbare känguruartige Eigenschaften verfügen. Den Katapulteffekt trainieren wir im Faszientraining über eine Vielzahl an dynamischen Federungen. Das Ziel ist, die Elastizität der kollagenen Fasern zu steigern und so eine gesunde und vitale Widerstandsfähigkeit zu erreichen. Mit unserer ersten Basisübung, dem „fliegenden Schwert", wird unter anderem die große Rückenfaszie trainiert. Ist diese Faszie im Zusammenspiel mit den Rückenmuskeln optimal gespannt, dann ist der Rücken kräftig und gesund und federt Anforderungen schlichtweg elastisch ab.

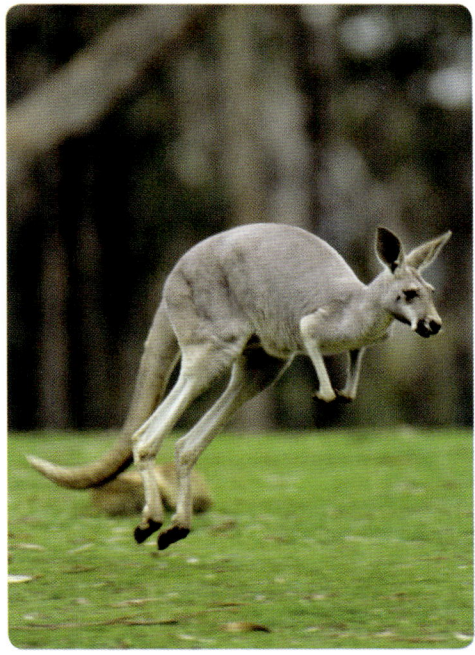

Sprungkraft mit Katapulteffekt: Das Känguru nutzt bei jedem Sprung die elastische Speicherenergie durch das Vorspannen seiner kräftigen Achillessehnen optimal.

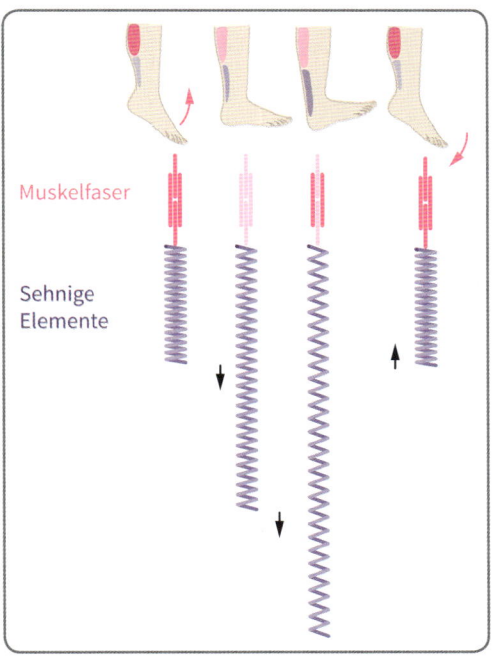

Überraschende Ergebnisse: Beim Laufen, Springen und Hüpfen wird auch die menschliche Achillessehne wie eine elastische Feder vorgespannt. Dadurch speichert sie Energie und setzt diese in effiziente Sprünge à la Känguru um. Muskelkraft kommt hierbei kaum zum Einsatz.

## Basisübung zum elastischen Federn: das fliegende Schwert

**Tool:** Schwunghantel oder Hantel

„Das fliegende Schwert" ist eine kraftvoll-dynamische Bewegung, die die elastische Spannkraft der rückwärtigen und der vorderen Kette trainiert. Für einen echten Wikinger ist diese Übung – sofern korrekt ausgeführt – ein Segen.
Da es sich um eine kräftigende und athletische Übung handelt, die zudem in einer langen Zuglinie ausgeführt wird, ist sie jedoch kontraindiziert, sofern Sie akute Rückenbeschwerden oder eine Instabilität der Lendenwirbel oder Hüftgelenke haben. Falls das der Fall ist, dann absolvieren Sie vorwiegend die Übungen aus dem Praxisteil zur Straffung des Bindegewebes. Dort finden Sie eine große Auswahl an passenden Kräftigungsübungen.

**1** Stellen Sie sich mit hüftbreit geöffneten Füßen hin, die Knie sind leicht gebeugt und das Becken etwas nach vorne gekippt. Fassen Sie die Hantel mit beiden Händen und führen Sie diese über den Kopf nach oben.

Dann beginnen Sie mit einer schwingenden Peitschenbewegung – führen das Gewicht also mit leichtem Schwung nach hinten. Wichtig beim Zurückschwingen: Stabilisieren Sie Ihre Lendenwirbelsäule, indem Sie Ihren Unterbauch wohldosiert anspannen, als wollten Sie ihn flach nach außen in Richtung Lendenwirbelkette ziehen. So aktivieren Sie die fasziale Verbindung der tiefen Bauchmuskeln mit der großen Rückenfaszie. Die Schulterblätter bleiben bei der Schwungbewegung tief, und die Brustwirbelsäule soll sich wie ein elastischer Bambus nach hinten biegen, um die Faszien aktiv vorzuspannen. Hierbei wird Energie gespeichert.

**2** Haben Sie einen schwingenden Rhythmus gefunden, dann können Sie diese Vorspannung nutzen, um die Faszien im nächsten Schritt zu *entladen*. Dabei zieht das Brustbein den Oberkörper mit einem kurzen Impuls nach vorne und initiiert dadurch die Schwungbewegung nach vorne und unten. Die Hantel führen Sie dynamisch zwischen Ihren Beinen hindurch, der Kopf folgt der Bewegung, die Arme sind in der Endposition lang nach hinten oben gestreckt. In dieser vorgespannten Position wird nun wiederum die rückwärtige Kette aufgeladen. Nutzen Sie diese Endposition als Umkehrpunkt und schwingen Sie zur Ausgangsposition der Übung zurück.

**Variante beim Hinabschwingen:**

**3** Führen Sie die Hantel einmal beim Hinabschwung rechts neben dem Körper vorbei nach hinten, dann wieder nach oben bis über den Kopf und beim anschließenden Hinabschwingen links neben dem Körper vorbei nach hinten. Beziehen Sie den Oberkörper und auch den Kopf wieder aktiv in diese Seitbewegung nach unten und hinten mit ein. Verlagern Sie das Gewicht jeweils auf das Bein der Seite, auf der Sie hinabschwingen, und beugen Sie das Knie. Über diese Verdrehung werden speziell die seitlichen Strukturen der großen Rückenfaszie aufgeladen und gekräftigt.

**Variante beim Hinaufschwingen:**

**4** Bei dieser Variante führen Sie die Hantel einmal beim Hinaufschwung zur rechten Seite nach oben und dann wieder zwischen den Beinen hindurch nach unten. Im

Anschluss schwingen Sie die Hantel in die neutrale Überkopf-Position nach oben, erneut nach unten zwischen Ihren Beinen hindurch und mit dem nächsten Hochschwingen schließlich zur linken Seite nach oben.

Sollten Sie ein Neuling im Bereich des Faszientrainings sein, dann sind 5 Wiederholungen der Basisübung ausreichend. Bei gutem Trainingszustand und einem gesunden Rücken können Sie sich auf 10 bis 15 Wiederholungen steigern.

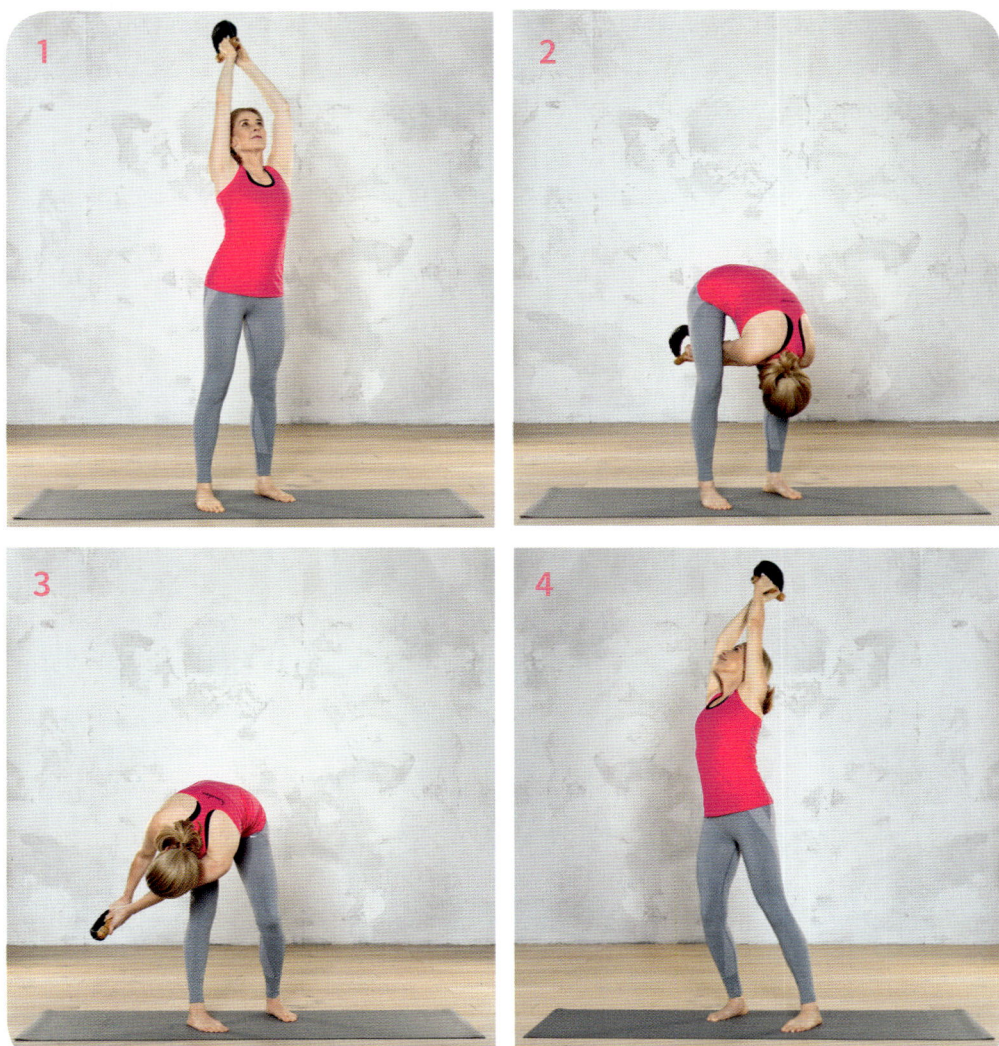

# Der fasziale Release

Über die Selbstbehandlung mit der Faszienrolle haben wir ja bereits ausführlich im Abschnitt „Rollbehandlung zur Rehydration" auf Seite 59 informiert. Mit dem faszialen Release bringen wir Ihnen nun das langsame Ausrollen der Gewebe zur Rehydration in der Praxis näher.

Wie schon angesprochen hat das Rollentraining nicht nur die Funktion, angestautes Gewebewasser auszupressen, sondern bringt auch einen Refill-Effekt mit sich, da das moosartige Fasziengewebe im Anschluss vermehrt Wasser bindet. Die Faszienforscher fanden heraus, dass es unmittelbar nach dem faszialen Release zu einer Art Superkompensation kommt und die Faszienschwämme dann mehr Wasser als zuvor aufgesogen haben. Durch die verbesserte Wasserbindung werden die Fasern steifer, belastbarer und fester. Ein wünschenswerter Effekt, auf den wir auch in der folgenden Basisübung bauen.

Tools, die wir zusätzlich zur Faszienrolle einsetzen, sind Bälle unterschiedlicher Größe, zum Beispiel um die Plantarfaszie auszurollen.

## Basisübung zum faszialen Release: die Oberschenkelaußenseite ausrollen

**Tool:** große Faszienrolle mit glatter Oberfläche

1 Legen Sie sich auf Ihre linke Seite. Stützen Sie den linken Unterarm auf, sodass sich Ihr Ellenbogen unter der Schulter befindet. Die Faszienrolle platzieren Sie direkt unterhalb Ihres linken Beckenkammes, das linke Bein ist ausgestreckt, das rechte Bein nach vorne aufgestellt. Mit der freien rechten Hand können Sie sich vor dem Oberkörper abstützen. Nun rollen Sie ganz langsam vom Beckenkamm die Außenseite des Oberschenkels abwärts in Richtung Knie. Bewegen Sie sich mit der Vorstellung, dass das Gewebe ein Schwamm wäre, den Sie über den Druck der Rolle langsam ausdrücken. An Stellen, die besonders intensiv oder schmerzhaft sind, werden Sie noch langsamer in der Rollbewegung und schmelzen in den Druck hinein.

2 Sobald Sie mit der Rolle etwas oberhalb Ihres Knies angekommen sind, begeben Sie sich langsam auf den Rückweg, rollen hinauf und zurück bis an die Ausgangs-

position. Stehen Sie auf, gehen Sie ein paar Schritte und spüren Sie den Unterschied zur anderen Seite.

Sie können das Rollen noch ein weiteres Mal links wiederholen, im Anschluss rollen Sie die Außenseite des rechten Oberschenkels aus.

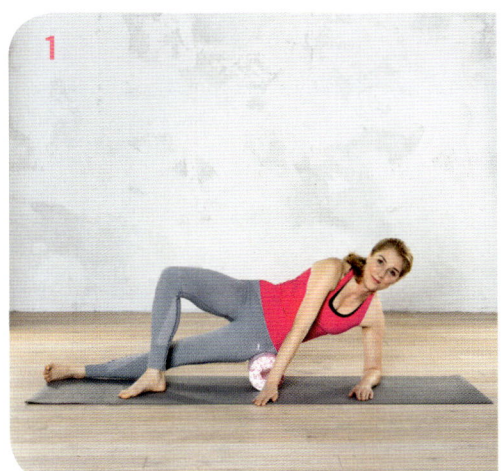 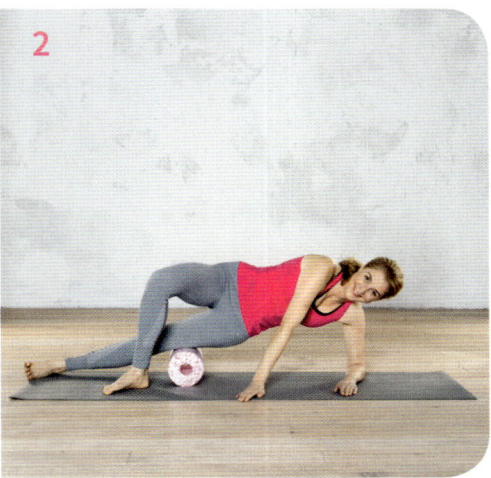

# Das sensorische Verfeinern

Ob wir anmutig wie eine Königin daherkommen oder eher watscheln wie ein Tollpatsch, also die Frage, wie wir uns bewegen, hängt weniger von der genetischen motorischen Ausstattung ab als vielmehr von unserer Selbstwahrnehmung, der sogenannten Propriozeption. Dieser über lange Zeit vergessene sechste Sinn liegt überraschenderweise im faszialen Netzwerk. Inzwischen gilt es als erwiesen, dass die Faszien mit zahlreichen Dehnrezeptoren und sensiblen Nerven ausgestattet sind und vermutlich unser größtes Sinnesorgan darstellen.

Neu ist dabei die Erkenntnis, dass diese Wahrnehmungsfühler vorwiegend in den oberflächlichen Faszienschichten angesiedelt sind. Stellen Sie sich die unter der Haut liegende tiefe Faszienhülle wie einen eng anliegenden Taucheranzug vor. Dieser Anzug ist mit unzähligen Lämpchen bestückt, die bei Bewegung und Veränderung der Zugspannung wie Sensoren aufleuchten. Je detaillierter die Dehnimpulse sind, desto mehr Lichter gehen im Inneren an, und wir nehmen jede Körperbewegung genau wahr. Dieses sensorische Verfeinern muss jedoch geübt werden, dann bewegen wir uns mit geschmeidiger Eleganz und mit Wohlgefühl durchs Leben. Ein wacher Körpersinn ist außerdem die beste Vorbeugung gegen (Rücken-)Schmerzen. Schmerzforscher konnten nachweisen, dass die Spürgenauigkeit von Rückengesunden und Rückenkranken deutlich auseinanderklafft. Wird ein chronischer Rückenschmerzpatient im Schmerzbereich an einem Druckpunkt berührt, kann er diesen Berührkontakt nicht genau lokalisieren. Die Linse seiner Körperwahrnehmung ist stumpfer geworden, sodass er auf Nachfrage eine Abweichung von 6 bis 8 Zentimetern zu dem tatsächlichen Berührpunkt hat. Die Abweichung beim Rückengesunden liegt bei etwa 4 Zentimetern. Umgekehrt gilt: Myofaszial bedingte Schmerzen können durch das Verfeinern der Körperwahrnehmung gelindert werden.

## Basisübung zum sensorischen Verfeinern: die Wirbelkette

**1** Neigen Sie Ihren Oberkörper im Stehen nach vorn und beugen Sie dabei leicht die Knie. Ihre Füße stehen mehr als hüftbreit auseinander und drücken fest auf den Boden. Das Körpergewicht ist über den Dreipunktstand gleichmäßig auf den großen Zehen, den kleinen Zehen und der Ferse verteilt. Halten Sie Becken und Kopf in Verlängerung der Wirbelsäule und stützen Sie die Hände auf die Oberschenkel auf. Nun ziehen Sie die Schulterblätter aktiv nach unten und öffnen dabei den Brustkorb.

**2 und 3** Jetzt nehmen Sie die Bewegung einzelner Brustwirbel auf – einmal als kleine Vor-Rück-Bewegungen zwischen den Schulterblättern, als Pendelbewegungen zur Seite und schließlich auch als Achterschleifen in alle Richtungen. An Wirbelsegmenten, die sich nur ruckhaft bewegen lassen, nehmen Sie sich etwas mehr Zeit und finden nach und nach zu einer fließenden Geschmeidigkeit. Verabschieden Sie sich von dem Gedanken, dass die Wirbelsäule eine starre Säule ist, bei der die Wirbel fest aufeinandergezimmert wurden. Entdecken Sie vielmehr die Bewegung einzelner Wirbel, die wie auf einer elastisch federnden Perlenschnur aufgereiht sind. Über die bildhafte Vorstellung und das Verfeinern der Bewegungsqualität stimulieren Sie den in den faszialen Geweben liegenden Körpersinn.

Ein kurzer Moment des Nachspürens lohnt sich – vermutlich fühlt sich Ihr Rücken an den fein bewegten Bereichen intensiver und wohltuend belebt an.

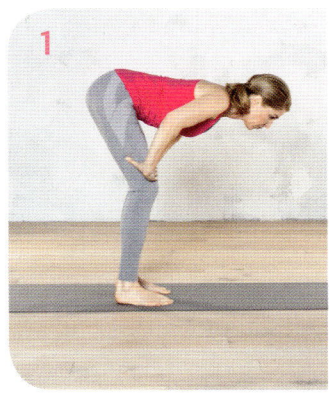
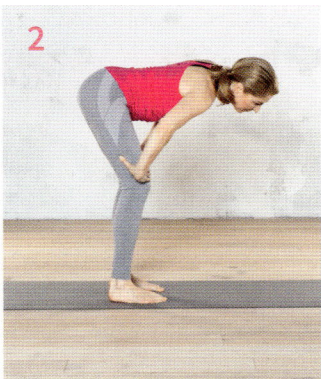
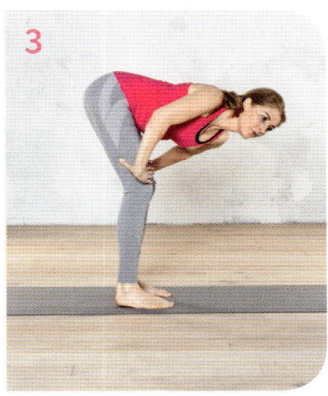

### Variante: die Wirbelschlange

**1** Sie beginnen im Vierfüßlerstand. Strecken Sie jetzt Ihre Knie, während Sie Ihre Sitzbeinknochen bewusst in Richtung Decke schieben und die Fersen im Gegenzug in Richtung Boden drücken. Die Arme dabei lang nach vorne strecken, die Hände stützen fest auf den Boden. Der Kopf befindet sich zwischen den Armen in Verlängerung der Wirbelsäule. So wird die Wirbelkette wohltuend auseinandergezogen und druckentlastet.

**2 und 3** Stimulieren Sie zusätzlich die Bewegungen einzelner Wirbel über die oben genannten Achterschleifen-Mikrobewegungen. Das löst die einschränkenden Verspannungen einer festgezurrten Wirbelsäule, sie wird nach und nach zu einem elastisch federnden Wirbelstrang.

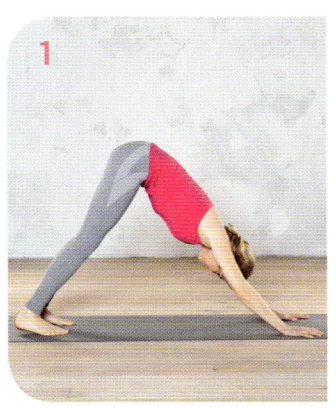
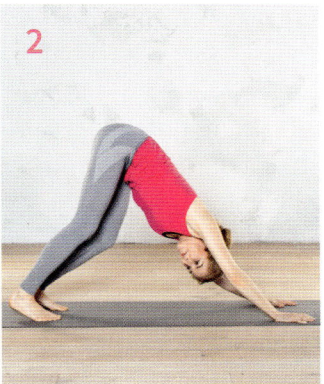
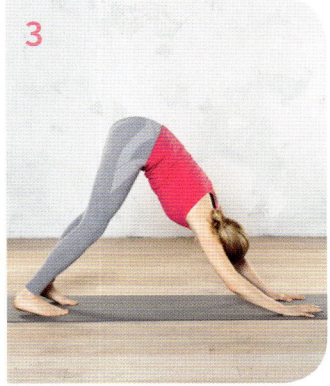

# Das fasziale Dehnen

Keine Katze benötigt Stretching-Unterricht. Katzen sind von Natur aus Weltmeister in Sachen Dehnung, sie recken und strecken sich instinktiv und genussvoll. Durch das Rekeln in jede denkbare Richtung werden die Faszienschichten wieder gleitfähig und koordinierte Bewegungen sind optimal abrufbar. Während ihrer Dehneinheit zieht sich die Katze mit Hingabe von den Vorder- bis in die Hinterpfoten lang und dehnt dabei intuitiv lange Faszienketten und über weite Strecken miteinander vernetzte Membrane.

Doch von der Katze können wir noch mehr über das Dehnen lernen. Katzen suchen innerhalb der langkettigen Dehnungen auch immer wieder neue Winkel und ziehen sich in unterschiedliche Richtungen lang. Und noch ein weiteres „Cat-Stretch"-Element setzen wir beim faszialen Dehnen ein: die aktiv geladene Dehnung. Der Schrecken jedes Katzenbesitzers ist, wenn sein vierbeiniger Liebling die Krallen in das neue Ledersofa schlägt, sich daran lang zieht und aktiv dehnt. Im Gegensatz zur schmelzenden Dehnung ist die Muskulatur hierbei nicht entspannt, sondern verkürzt. Die Dehnung wird durch die kontrahierten Muskeln regelrecht aufgeladen.

## * Das A und O der faszialen Dehnung *

1. Dehnen Sie möglichst lange Faszienketten. Dazu wählen Sie Positionen, die über mehrere Gelenke hinweg ziehen.
2. Spielen Sie innerhalb der Dehnposition mit Richtungsänderungen und Winkelvariationen, um das dreidimensionale Fasziennetz in möglichst viele Richtungen anzusprechen.
3. Arbeiten Sie mit schmelzenden Dehnungen bei entspannter Muskulatur. Hierbei entspannen Sie sich in die Dehnposition hinein.
4. Für aktiv geladene Dehnungen beziehen Sie die Aktivität des Muskels mit ein. Die Aktivierung der Muskulatur innerhalb der langen Dehnposition kann durch Minifederungen, das Dehnen gegen einen Widerstand oder durch den Einsatz von Gewichten erreicht werden.

## Basisübung zum faszialen Dehnen: die Katze

**1** Stellen Sie sich mit leicht gebeugten Knien vor einen Stuhl und öffnen Sie Ihre Füße etwa hüftbreit. Neigen Sie Ihren Oberkörper nun mit lang ausgestreckten Armen nach vorne und legen Sie die Handflächen flach auf die Sitzfläche des Stuhls. Die Hände sind dabei schulterbreit auseinander und die Hüftgelenke befinden sich über den Fersen. Halten Sie Ihren Kopf in Verlängerung der Wirbelsäule – stellen Sie sich dabei vor, Ihren Scheitelpunkt nach vorne in die Länge zu ziehen.

**2** Spüren Sie Ihre Sitzbeinknochen. Nun schieben Sie den rechten Sitzbeinknochen bewusst nach hinten und oben, während Sie Ihr rechtes Knie strecken und das linke Knie beugen. Gleichzeitig spreizen Sie die Finger Ihrer linken Hand, öffnen Ihre Handfläche und dehnen die Finger nach vorne oben in die Luft, so als ob Sie Ihre *Krallen ausführen*.

Als **schmelzende Dehnung** halten Sie diese Position 1 Minute lang.

Bei der **aktiv geladenen Dehnung** wippen Sie mit Minifederungen von den Füßen kommend in die rückwärtige Faszienkette hinein. Strecken Sie Ihr Bein über 3, 5, 7 oder 10 Minifederungen und wechseln Sie dann auf die andere Seite.

**3** Jetzt richten Sie sich wieder in der Ausgangsposition aus, ziehen beide Sitzbeinknochen nach hinten oben und strecken Ihre Beine. Heben Sie die Fersen vom Boden, runden Sie den unteren Rücken und spannen Sie die flächige Rückenfaszie in einem langen Katzenbuckel auf. Finden Sie dann in einer langsamen, geschmeidigen Bewegung zurück in die Ausgangsposition.

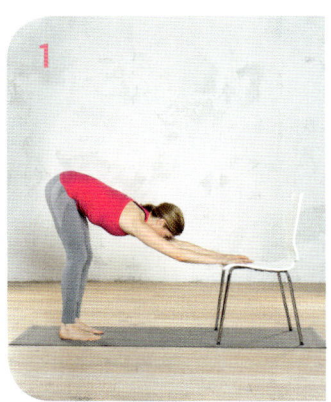 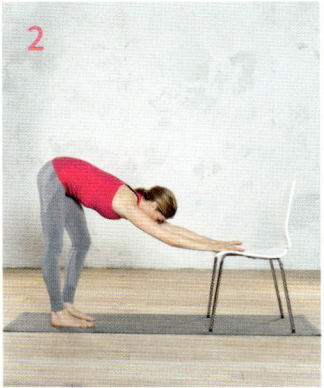 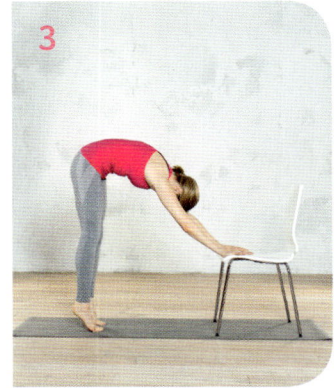

> ## * Die *verbotenen* Minifederungen *
>
> Jahrelang haben wir wippendes Federn aus unserem Repertoire als No-Go verbannt. Im Faszientraining holen wir diese Form des Federns aus der Mottenkiste wieder hervor und praktizieren Minifederungen. Die Betonung liegt auf „Mini". Diese Wippbewegung umfasst einen Radius von 3 bis 5 Zentimetern, ist also klein und kontrolliert. Reißen Sie auf keinen Fall mit Hauruck-Bewegungen an den Geweben, dann wäre das Wippverbot völlig angebracht, denn dadurch kommt es zu Zerrungen oder Verletzungen.

# Gos für den Wikinger, No-Gos für den Tempeltänzer

Für den versteiften Wikinger-Bindegewebstyp sind aktiv geladene Dehnungen eine sehr gute Methode, um die Beweglichkeit effektiv zu steigern. Da sich dieses Buch jedoch vorwiegend an die weichen Bindegewebstypen richtet, also eher an Schlaffis und überbewegliche Tempeltänzer, finden Wikinger-Typen hier kein speziell ausgerichtetes Übungsprogramm zur Steigerung der Beweglichkeit.

Falls Sie ein eher unbeweglicher Typ sind oder einzelne Faszienketten bei Ihnen verkürzt sind, können Sie das Übungsprogramm zum Straffen des Bindegewebes sehr wohl trainieren. Dann sollten Sie die trainierte Kette am Ende der Übungsfolge allerdings stets wieder *lang ziehen*. Nehmen Sie dazu nochmals die Position der ersten Übung zum Verfeinern der jeweiligen Kette ein. Das sind allesamt endgradige Dehnpositionen, die Sie optimal zum abschließenden Langdehnen nutzen können. Besonders empfehlenswert für den Abschluss ist die schmelzende Dehnung: Halten Sie die Position also 1 bis 2 Minuten lang und atmen Sie weich und schmelzend in die jeweilige Dehnung hinein.

Falls Sie sich ausgiebiger mit der Steigerung Ihrer Flexibilität beschäftigen möchten, dann finden Sie unter „Tipps und Tools" auf Seite 187f. Empfehlungen für Therapeuten und Trainer.

Für den überbeweglichen Bindegewebstyp sind endgradige Dehnungen, in denen er sich aktiv zusätzlich in die Länge zieht – egal ob schmelzend oder aktiv geladen –, hingegen ungeeignet. Für Sie als Tempeltänzer gibt es spezielle Powerprinzipien zum Tonisieren des Bindegewebes im nächsten Abschnitt.

# Die Erfolgsformel für ein gesundes und straffes Bindegewebe

Vermutlich sind Sie nun maximal faszial gespannt auf das Training zum Straffen des Bindegewebes. Drei der beschriebenen Basisprinzipien übernehmen wir in dieses spezifische Training: das sensorische Verfeinern, das elastische Federn und das hydrierende Beleben aus der Fascial-Release-Selbstbehandlung. Besonders effizient wird das Training schließlich durch den vierten Baustein – ein neues, speziell tonisierendes Powerprinzip, das die faszialen Dehnungen ersetzt.

## Powerprinzip zum Straffen der kollagenen Muskelhülle

Bei unserem Powerprinzip wird der Muskel in dem Bereich belastet, in der die arbeitenden Muskelfasern maximal verkürzt sind. Nehmen wir zum Beispiel den Bizeps, dann wäre die Position zum Tonisieren, also zur Steigerung der Muskelspannung, die maximale Ellenbogenbeugung. Hierbei werden die transversalen Kollagenfasern, die den Muskelbauch quer umlaufen, maximal belastet. Leicht zu erkennen am quellenden Muskelbauch – dieser wird dickbauchiger. In dieser Position setzen Sie über federnde Wippbewegungen hochdosierte Belastungsimpulse. Mit der Absicht, die Fibroblasten derart zu *ärgern*, dass diese aus ihrem Komfort-Stoffwechsel aufwachen und an den kommenden zwei bis drei Tagen vermehrt Kollagen, speziell in der transversalen Faszienhülle des Muskelbauches, anlegen. Beim Trizeps wiederum wäre die entsprechende Position, in der die arbeitenden Fasern maximal verkürzt sind und der Muskel seinen dicksten Bauch hat, der fast gestreckte Ellenbogen. Wer also *Flatterfleisch* am Trizeps wenig schätzt, der sollte diesen mit entschlossenen Minifederungen bei fast gestrecktem Ellenbogen belasten (siehe Foto).

Zusätzlich versuchen wir, die Muskelfasern in dieser maximal verkürzten
Position bis zur lokalen Erschöpfung
zu ermüden – in der begründeten
Annahme, dass in den kommenden
Wochen das Gewebe umgebaut
und somit der Arbeitsbereich des
Muskels in Richtung kurzer Bereich
verschoben wird. Üblicherweise liegt
der Arbeitsbereich mittig zwischen
maximaler Dehnbarkeit und maximaler Verkürzung. In anderen Worten
ausgedrückt: Der Muskel kann auf
diese Art und Weise auch in der Länge gestrafft werden.

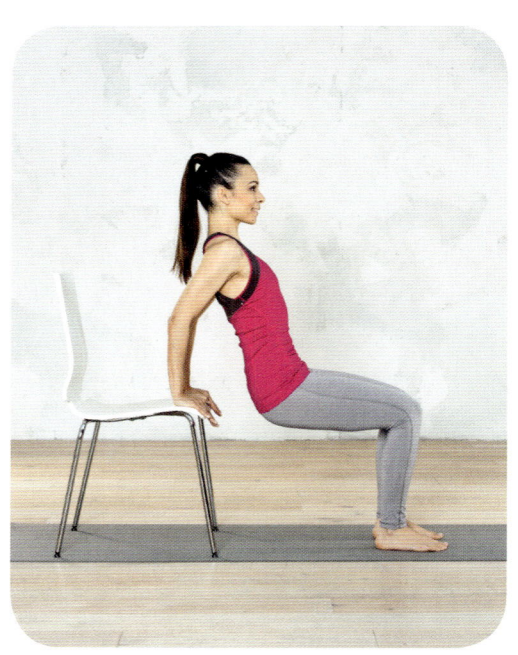

## * Die Erfolgsformel *

## Verfeinern + Federn + Tonisieren + Beleben = Straffen des Bindegewebes

# Wie baue ich einen gesunden und straffen Bindegewebskörper auf?

Das sind Fragen, die Sie sicher interessieren: Wie lange dauert es eigentlich, bis sich das kollagene Netzwerk erneuert? Wie oft müssen Sie trainieren und mit welcher Intensität?
Hier die drei goldenen Regeln fürs Faszientraining.

## Trainingsempfehlung 1: die Geduld eines Bambusgärtners

Wir vergleichen das kollagene Netzwerk gerne mit einer spröden Bambushütte, die es gilt, durch frisches, saftiges Schilf zu erneuern. Muskeln lassen sich innerhalb von drei Monaten zu größerem Volumen aufbauen. Die Kollagenerneuerung dauert länger. Die Forscher gehen davon aus, dass der Aufbau von Kollagen innerhalb von drei bis 24 Monaten geschieht. Meiner Erfahrung nach ist nach drei Monaten regelmäßigem Faszientraining ein deutlicher Zuwachs an Elastizität und Spannkraft zu spüren. Das Positive an dem ausdauernden Kollagenaufbau ist die dadurch gewonnene große Nachhaltigkeit.

Während sich Muskulatur zum Beispiel während einer Krankheitsphase sehr schnell abbaut, bleibt die elastische Bambushütte weiterhin bestehen. Entwickeln Sie die Geduld eines Bambusgärtners. Der gießt den Bambussamen für viele Monate ohne ein sichtbares Zeichen des Wachstums. Nach unermüdlicher Pflege durchbricht der frische Spross das Erdreich und wächst in kürzester Zeit in den Himmel. Und übertrifft dabei alle anderen Pflanzen des Waldes an Höhe und Elastizität.

## Trainingsempfehlung 2: das Kippschalter-Prinzip

Muskeln sind eher wie Dimmer, Faszien wie Kippschalter. Studien an älteren Frauen haben gezeigt, dass Muskeln selbst bei moderatem Krafttraining mit einem Drittel der Maximalkraft einen deutlichen Zuwachs zu verzeichnen hatten. Auf die Sehnen und andere parallelfaserige Faszien wie Aponeurosen hatte das jedoch null Effekt. Erst bei etwa 70 Prozent der Maximalkraft gab es einen Wachstumsreiz auf die Sehnen und Sehnenplatten. Anders beim intramuskulären Bindegewebe. Hier sind etwa 30 Prozent der Maximalkraft ausreichend, um den Kollagenaufbau anzukurbeln.

Daraus lässt sich folgende Trainingsempfehlung ableiten:

Bei den kräftigen, parallelfaserigen Strukturen wie Sehnen und Sehnenplatten handelt es sich um einen schwergängigen Kippschalter, der einen intensiven Trainingsimpuls benötigt. Beim zarteren intramuskulären Bindegewebe und den scherengitterartigen Muskelhüllen genügt ein moderater Trainingsimpuls. Zur Anzahl der Wiederholungen wies in einer kürzlich veröffentlichten Studie die dänische Forschergruppe um Michael Kjær darauf hin, dass ein intensiver Trainingsimpuls bereits bei wenigen Dutzend Wiederholungen erreicht ist. Danach macht es nicht viel Sinn, zusätzlich noch weitere Wiederholungen auszuführen, gemäß dem Motto: möglichst viel hilft viel. Aus diesem Grund empfehlen wir für das Training der elastischen Federungen mit 5, 7 oder 10 Wiederholungen zu beginnen und diese im Laufe der Zeit achtsam und um nur wenige Wiederholungen zu steigern. So werden einerseits Überlastungsschäden durch zu viele Wiederholungen vermieden und dennoch wird erreicht, dass die Sehnen und Sehnenplatten zu einer erhöhten Kollagenproduktion angeregt werden.

Da das muskuläre Tonisieren eine gezielte Abwandlung des Faszientrainings ist, um das Gewebe zu straffen, ist es bei diesen Übungselementen jedoch wichtig, die Wiederholungen bis zur Erschöpfungsgrenze auszureizen. Hierbei wird der Muskel bewusst im kurzen Bereich belastet. Das hat zur Folge, dass er seinen Arbeitsbereich, vor allem um die Muskelmitte, auf Dauer verkürzt. Mit der gewünschten Nebenwirkung, dass sich die myofaszialen Gewebe kräftigen und straffen.

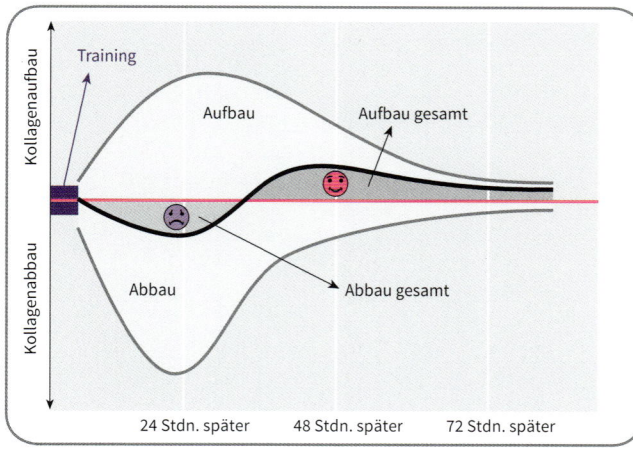

Fibroblasten reagieren auf den Trainingsimpuls zunächst mit einem verstärkten Abbau von Kollagen. Erst nach 24 bis 48 Stunden ist der Kollagenaufbau, also die Synthese von frischen Fasern, im Plus. Fazit: Wer im Laufe von 6 bis 12 Monaten gesunde Faszien aufbauen will, tut gut daran, diese zwei- bis dreimal in der Woche zu trainieren und dazwischen die Regenerationszeit für die Kollagengewebe einzuhalten.

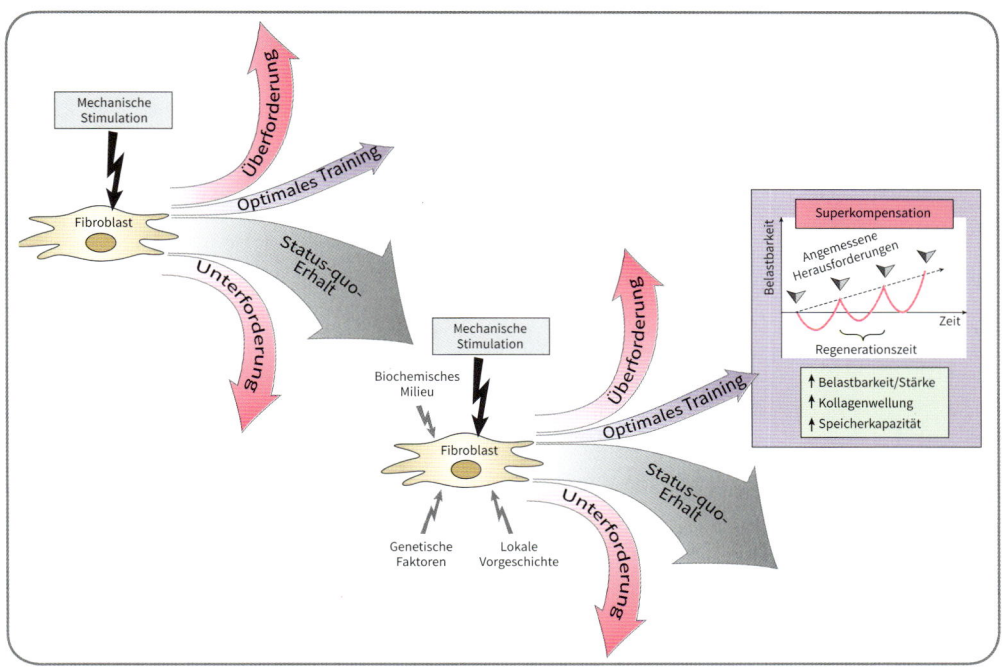

Unterforderung ist genauso schlecht wie Überforderung. Die Baumeister des Bindegewebes, die Fibroblasten, benötigen intensive, aber angemessene mechanische Stimulation. Dabei spielen Faktoren wie die individuelle Vorgeschichte, die genetische Disposition und das innere biochemische Milieu eine wichtige Rolle für ein optimales Ergebnis.

## Trainingsempfehlung 3: Regenerationszeit einhalten

Das Positive am Faszientraining ist, dass Sie in kurzen und intensiven Trainingseinheiten viel erreichen. Zwei- bis dreimal pro Woche eine intensive Trainingseinheit ist ausreichend. Auf jeden Fall sollten Sie 48 bis 72 Stunden Zeit vergehen lassen, bevor Sie den nächsten Trainingsimpuls geben. Wie Sie an der Abbildung links erkennen, setzt ein Trainingsimpuls den Aufbau von Kollagen in Gang, gleichzeitig wird aber auch vermehrt Kollagen abgebaut. Das ist ein durchaus gewünschter Prozess, damit die *spröde Hütte* runtergebrochen wird. Jedoch überwiegt erst nach etwa 48 bis 72 Stunden der Aufbau von Kollagen. Überlassen Sie den Myofibroblasten in der Zwischenzeit die Arbeit und setzen Sie vor allem keine weiteren aktiv-dynamischen Impulse wie elastische Federungen und muskuläres Tonisieren. Dann wird im Laufe der kommenden Wochen vermehrt frisches Kollagen eingezogen und Sie erreichen Ihr Ziel – das Straffen des Bindegewebes.

# Die Grundpositionen

Bevor Sie mit dem Training loslegen, zeigen wir Ihnen in der folgenden Übersicht alle Grundpositionen, die Sie für die Durchführung der unterschiedlichen Übungen im Praxisteil benötigen.

## Den Cat-Bodysuit aufspannen

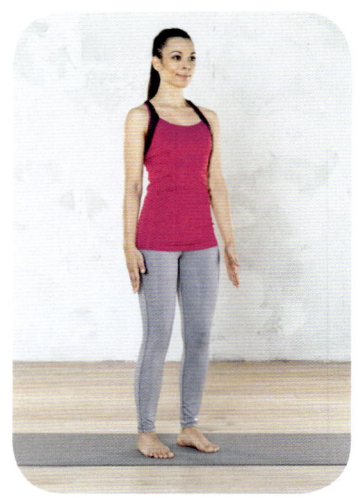

In der Ausgangsposition stehen Sie aufrecht und richten Ihre Füße parallel und etwa hüftbreit aus.

Die **Plantarfaszie** aufspannen: Spannen Sie Ihre große Zehe, die kleine Zehe und die Außenkante des Fußes bis an die Ferse vor. Über diesen Dreipunktstand drücken Sie den Fuß aktiv auf den Boden. Stellen Sie sich dabei vor, Sie wollten einen gut sichtbaren Fußabdruck im Grund hinterlassen.

Die **Fingerspitzen** aufspannen: Mit der Vorstellung, jede einzelne Fingerkuppe in Richtung Boden lang zu ziehen, spannen Sie Ihre faszialen Ketten bis an die Schultern vor und ziehen so auch die Schultern nach unten. Diese leichte Vorspannung, die Sie während der federnden Übungen halten sollten, ist absolut ausreichend, aber auch notwendig, um die elastische Kräftigung zu optimieren.

Den **Scheitelpunkt** (Galea aponeurotica) verlängern: Strecken Sie sachte Ihren Hals, als wollten Sie Ihren Scheitelpunkt in Richtung Zimmerdecke oder Himmel verlängern. Spüren Sie, wie die Halsfaszien sich dabei aufspannen und die Halswirbelkette etwas auseinandergezogen wird.

# Das fasziale Mieder aktivieren

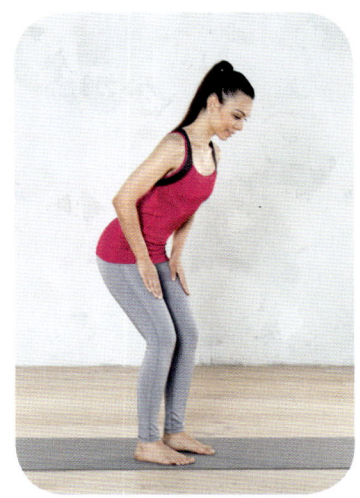

Beugen Sie im Stand leicht Ihre Knie und stützen Sie Ihre Hände auf die Oberschenkel, die Ellenbogen sind dabei leicht gebeugt, die Handflächen liegen auf. Halten Sie Ihren Rücken gerade, indem Sie Ihren Scheitelpunkt nach vorne oben und Ihre Sitzbeinknochen gedacht nach hinten unten verlängern. Nun versuchen Sie, den Unterbauch flächig nach außen in Richtung Lendenwirbelkette zu ziehen. Bitte keine Maximalspannung anwenden, sondern eher mit der Vorstellung arbeiten, Sie wollten eine Frischhaltefolie vom Unterbauch ausgehend bis an die Lendenwirbelkette spannen. Dadurch wird der Bauch flach gezogen und der untere Rücken über die Vernetzung der Kollagenstrukturen der tiefen Bauchmuskeln mit der großen Rückenfaszie optimal stabilisiert.

# Der tiefe Vierfüßlerstand

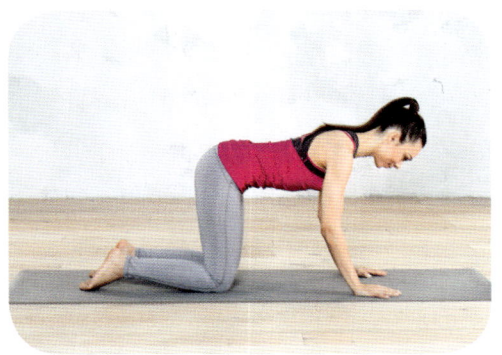

Beginnen Sie im Vierfüßlerstand und richten Sie Ihre Handgelenke etwa unter den Schultern und Ihre Knie unter den Hüftgelenken aus. Die Hände drücken fest auf den Boden, die Finger sind leicht aufspannt. Jetzt drehen Sie die Schultern leicht auswärts und ziehen die Schulterblätter tief, sodass sich Ihr Brustkorb zum Boden hin öffnet. Stabilisieren Sie die Lendenwirbelkette, indem Sie den Unterbauch in Richtung Lendenwirbelsäule flächig aufspannen, also das fasziale Mieder aktivieren. Der Rücken sollte in der Grundposition vom Scheitel bis hin zu den Sitzbeinknochen lang und gerade sein.

# Die Hocke

Stellen Sie sich mit hüftbreit geöffneten Füßen hin und beugen Sie Ihre Knie deutlich. Stützen Sie Ihre Hände auf die Oberschenkel, die Handflächen liegen auf. Halten Sie Ihren Rücken gerade, indem Sie Ihren Scheitelpunkt nach vorne oben und Ihre Sitzbeinknochen nach hinten unten verlängern. In der Hocke sind Ihre Knie parallel ausgerichtet und Sie legen Ihr Körpergewicht betont auf die Außenseite der Füße.

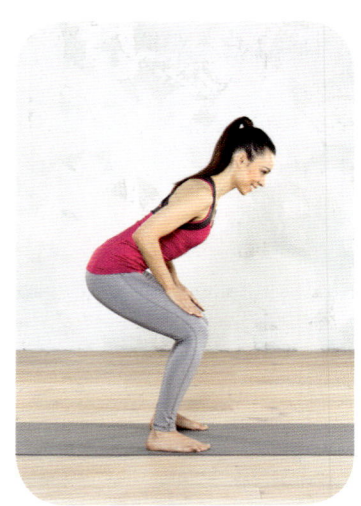

# Der Ausfallschritt

Machen Sie einen großen Ausfallschritt nach vorne. Dabei beugen Sie das vordere Bein und stützen beide Arme auf dem Oberschenkel ab; Knie, Unterschenkel und Fuß bilden eine senkrechte Linie. Das hintere Bein strecken, Ferse und Außenkante des Fußes drücken fest auf den Boden, sodass sich die die Knöchel umgebenden Faszien stabil aufspannen. Rücken, Wirbelsäule und Kopf bilden in dieser Position eine Linie.

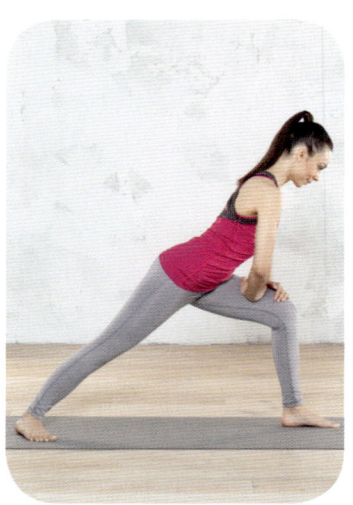

# Der Unterarmstütz

Legen Sie sich auf den Bauch und stützen Sie Ihre Unterarme auf, die Ellenbogen befinden sich dabei unter den Schultern. Ziehen Sie Ihre Schulterblätter nach unten und den Scheitelpunkt im Gegenzug lang nach oben. Beine und Zehen sind gestreckt.

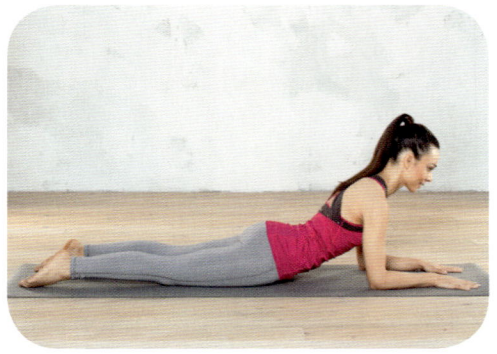

# Die Seitenlage

Sie liegen auf der Seite und strecken Beine und Zehen in Verlängerung des Oberkörpers aus. Ihren oberen Arm legen Sie locker auf dem Körper ab, der untere Arm ist ausgestreckt und stützt Ihren Kopf ab. Aktivieren Sie in dieser Position gezielt die Bauchmuskeln, um die Taille leicht vom Boden wegzuziehen.

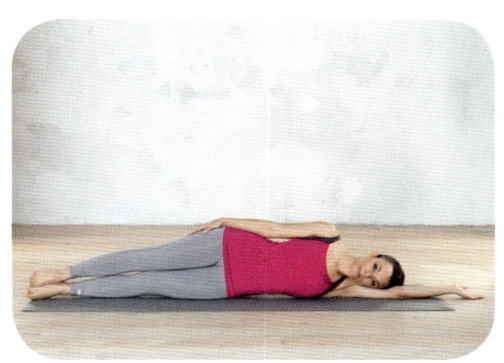

# Der Seitstütz

Legen Sie sich auf die Seite, die Beine sind lang ausgestreckt, die Fußspitzen angezogen. Jetzt heben Sie Ihren Oberkörper vom Boden ab, indem Sie sich auf Ihren Unterarm stützen, der Ellenbogen befindet sich dabei unter der Schulter. Anschließend spannen

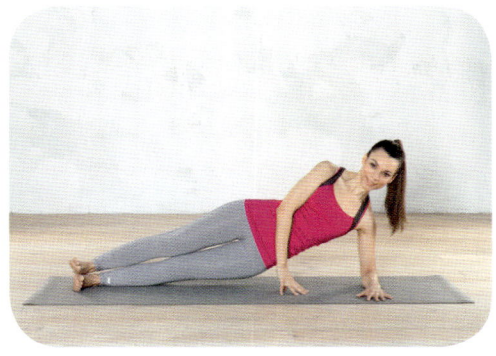

Sie Ihre Muskulatur fest an, um auch das Becken vom Boden abzuheben. Den freien Arm können Sie dabei zur Unterstützung mit der Hand vor den Körper aufstützen oder ihn auf dem Becken ablegen. In der Stützposition bildet Ihr Körper von Kopf bis Fuß eine gerade Linie.

# Trainingsempfehlungen für die Praxis

Die Elemente Federn und Tonisieren bezeichnen die dynamischen und kräftigenden Übungen. Eventuell sind Sie überrascht, wie anfordernd diese Übungen beim Start in das Trainingsprogramm sind.

Für das **Federn** können **3, 5, 7 oder 10 Wiederholungen** anfangs völlig ausreichend sein. Hier ist es wichtig, dass Sie Ihr persönliches Limit kennen und respektieren. Steigern Sie sich jede Woche um 1 bis 2 Wiederholungen, aber vermeiden Sie eine Überlastung durch zu viele Wiederholungen, speziell bei den Sprüngen.

Beim **Tonisieren** hingegen ist es wesentlich für den Erfolg, dass Sie Ihre **persönliche Erschöpfungsgrenze ausreizen**.

Bei manchen besonders wichtigen Körperbereichen wie zum Beispiel beim Straffen des Oberschenkels bieten sich mehrere Übungen zur Auswahl an. Zu Beginn reicht es völlig aus, jeweils eine Übung pro Kategorie aus der Erfolgsformel-Abfolge „Verfeinern, Federn, Tonisieren und Beleben" zu absolvieren. Damit es im Laufe der Zeit nicht zu eintönig wird, bauen Sie immer mal wieder eine andere Übung in Ihr Programm ein. Sollten Sie **bei 20 und mehr Wiederholungen je Übung** angekommen sein, empfiehlt es sich, **zwei Übungen für denselben Bereich zu kombinieren**, damit Sie die notwendige Intensität erreichen. Zum Beispiel beim Tonisieren des Oberschenkels: die erste Runde den „Oberschenkelstraffer – leicht" ohne Gewicht und im Anschluss den „Oberschenkelstraffer mit Gewichtsmanschette – intensiv" oder den „Oberschenkelstraffer mit Fitnessband – intensiv".

Beim Trainingselement **Verfeinern** ist eine andere Vorgehensweise zweckmäßig. Hier steht die **sensorische Wahrnehmung im Vordergrund**.
Das ist vor allem für überbewegliche Menschen vom Tempeltänzer-Typ ein wichtiges, gesunderhaltendes Thema. Deren Feinwahrnehmung ist nachweislich vor

allem im endgradigen Dehnbereich geradezu *körperblind*. Aufgrund der übergroßen Flexibilität dehnen sie sich über die gesunden Grenzen hinaus, *hören* also nicht das bereits ächzende „Stopp!" der Gelenke. Die Gefahr: Im Laufe der Jahre gehen dann die Gelenke aus dem Leim.

Bei den Verfeinerungsübungen gilt also **nicht „Viel hilft viel", sondern es geht um die Qualität der Bewegung sowie um das Hinspüren** oder Lauschen in den Körper hinein: Wie fühlt sich die Bewegung an? Es geht darum, zu bemerken, an welcher Stelle es an präziser Bewegungskontrolle und Spürgenauigkeit mangelt. Besonders dort sollten sich Tempeltänzer aktiv um **detaillierte Bewegungen und abgestufte Winkelveränderungen** bemühen und diesen Bereich in ein waches Körperbewusstsein zurückholen. Lassen Sie sich zum Abschluss der Verfeinerungsübung einen Moment lang **Zeit zum Nachspüren**. Danach ist Ihre Propriozeption, also Ihr Bewegungssinn, der ja vorwiegend in den Faszien liegt, *angeknipst*. Dann sind Sie mit den dynamisch kräftigenden Übungen auf der sicheren Seite und können diese exakt ansteuern und korrekt ausführen.

Zum **Beleben** des Bindegewebes kommen Faszienrollen und Saugmassage-Glas zum Einsatz. Beim Training mit der Faszienrolle nutzen wir zwei Anwendungen mit unterschiedlicher Wirkung.

Erstens das **belebende und tonisierende Rollen**. Hier rollen Sie an der jeweiligen Faszie **in 5 bis 6 Bahnen zügig und mit kräftigem Druck** auf- und abwärts entlang.

Zweitens das **langsame und rehydrierende Rollen.** Wichtig ist hierbei, die Flüssigkeiten **in einer möglichst langsamen und kontinuierlichen Rollbewegung in viele unterschiedliche Richtungen** durch das Gewebe zu verschieben.

Hier ist **ein Durchgang ausreichend**, ein zweites Rollen oder Massieren intensiviert zwar den Effekt, sollte aber auch langsam und gründlich erfolgen. Mit einer langsamen und gründlichen Anwendung sind Sie besser beraten als mit zwei oder mehr schnellen, kurzen Durchgängen.

# Die Schulter-Ellenbogen-Kette

Wohlgeformte Oberarme und Schultern sind ein schöner Anblick. Da wir aber selten ins Büro hangeln oder auf allen vieren über die Straße rennen, werden Arme häufig unförmig und schlaff. Doch das muss nicht sein.

In diesem Abschnitt finden Sie eine Reihe effizienter Übungen, die die Oberarme rundum kräftigen. Gezielt nehmen wir uns auch den Deltamuskel vor, den kennen Sie von der beeindruckenden Oberarmkontur zahlreicher Promis, allen voran Michelle Obama. Deren kraftvoll geformte Oberarme sorgen regelmäßig für Schlagzeilen. Eine solch straffe Kontur können Sie auch haben – hier sind die Übungen dazu. Das Schöne daran: Spannkraft sieht nicht nur gut aus, sondern fühlt sich auch gut an. Schultern gleiten entspannter und Arme bewegen sich mit kraftvoller Geschmeidigkeit.

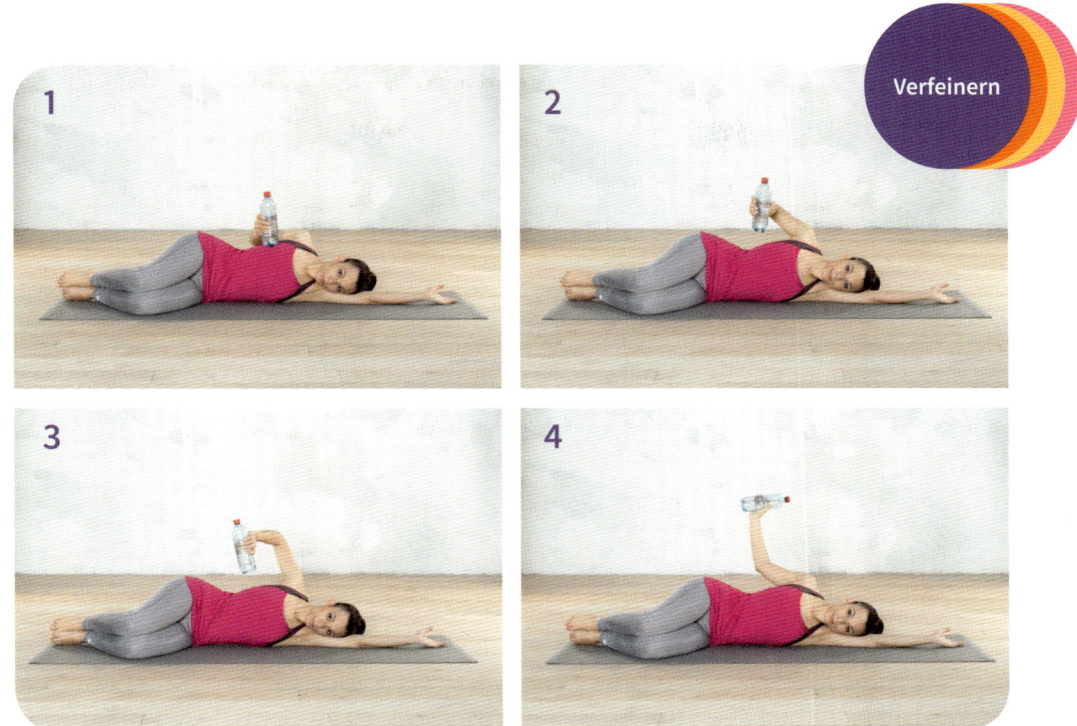

# Fischflosse

**Tool:** halb gefüllte Wasserflasche

**1** Legen Sie sich auf Ihre linke Seite und winkeln Sie Ihre Knie an. Der linke Arm ist lang ausgestreckt und stützt Ihren Kopf, mit der rechten Hand fassen Sie die Wasserflasche. Beugen Sie den rechten Ellenbogen und ziehen Sie ihn nach hinten.

**2, 3 und 4** Bewegen Sie Ihren rechten Arm nun in unterschiedlichen Winkeln und Richtungen zur Seite und nach oben über den Kopf, ähnlich einer Fischflosse, also möglichst fließend. Die Bewegung des Wassers in der Flasche sorgt immer wieder für überraschende Stimulationsmomente, die Sie herausfordern, die Koordination zu verfeinern. Ein kurzer Nachspürmoment in der Rückenlage lohnt sich. Der Unterschied zwischen der bewegten Seite und der anderen wird vermutlich deutlich spürbar sein. Dann wechseln Sie auf die rechte Seite und wiederholen die Übung mit dem linken Arm.

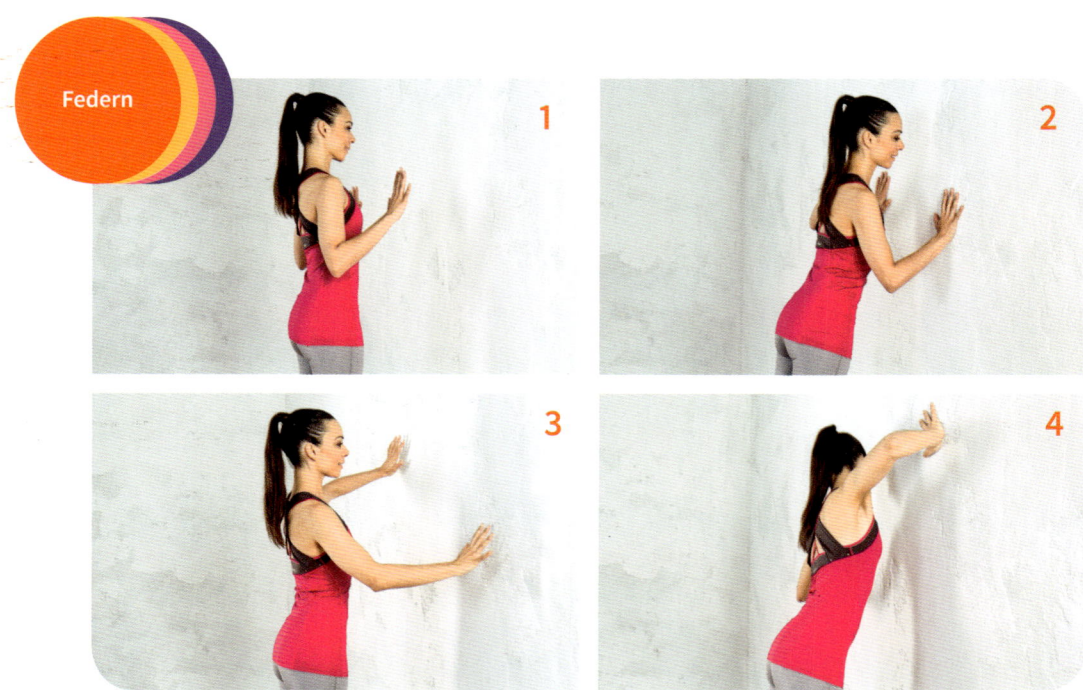

**Federn**

# Die Powerarms

**1 und 2** Stellen Sie sich etwa einen Meter entfernt vor eine Wand, Ihre Beine sind hüftbreit auseinander. Spannen Sie Ihren Cat-Bodysuit auf und beugen Sie dann Ihre Ellenbogen, die Handflächen zeigen zur Wand. Nun lassen Sie sich nach vorne fallen, um wie ein Gummiball gleich wieder von der Wand zurückzufedern.

**3 und 4** Im nächsten Schritt nehmen Sie seitliche Variationen dazu, um Ihre kollagenen Hüllen in möglichst vielen Bereichen zu *laden*. Dazu setzen Sie die Hände in unterschiedlichen Positionen auf und federn mal mehr nach rechts, dann nach links und dann wieder zurück zur Mitte.

Trainieren Sie 3, 5, 7 oder 10 Wiederholungen je Variante, steigern Sie sich langsam.

**Wichtig:** Halten Sie durchgängig die Spannung in der Längsachse – von der Sohle bis an den Scheitel. Das hilft auch, ein Hohlkreuz zu vermeiden. Ebenso wichtig ist eine konstante Grundspannung der Arme, sodass Sie sich mit einem kurzen, elastischen Berührkontakt von der Wand abdrücken und zurückfedern können.

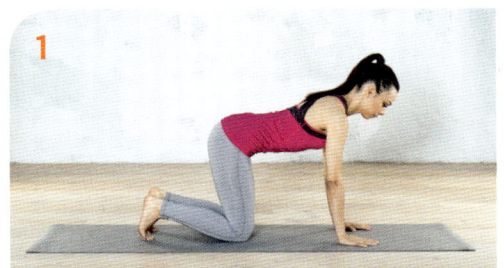

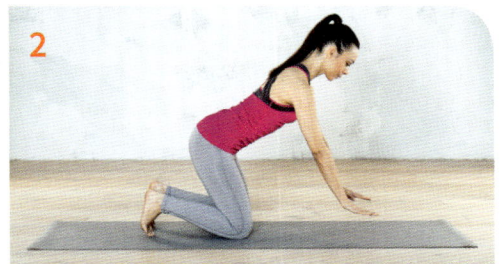

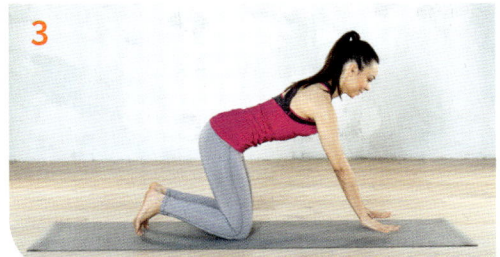

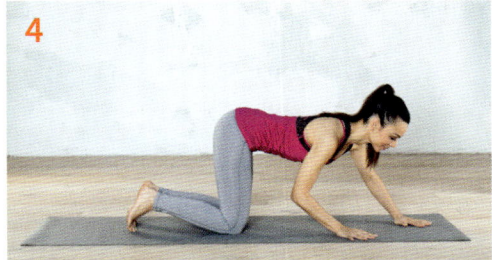

# Die Powerarms auf dem Boden

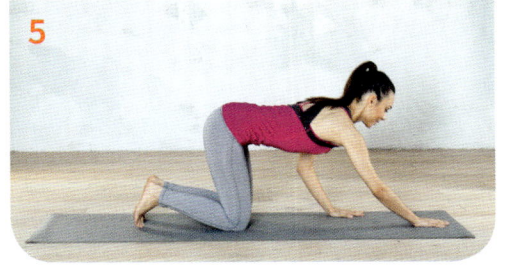

**1** Gehen Sie in den Vierfüßlerstand. Verlagern Sie das Körpergewicht so weit nach vorne, dass sich Ihr Brustkorb öffnet, aber die Schultern stabil bleiben.

**2 und 3** Jetzt drücken Sie sich mit den Armen kurz und dynamisch vom Boden ab und fangen Ihr Körpergewicht leicht und leise mit den Händen wieder auf.

**4 und 5** Setzen Sie die Hände nun in unterschiedlichen Positionen auf dem Boden auf. Sie federn mal mehr nach rechts, mal mehr nach links und wieder zur Mitte.

Trainieren Sie 3, 5, 7 oder 10 Wiederholungen je Variante, steigern Sie sich langsam.

**Wichtig:** Halten Sie vor allem im Brust- und Schulterbereich die Körperspannung und achten Sie auf einen möglichst kurzen Berührkontakt der Hände mit dem Boden.

> ## *Tipp für noch mehr Power*
>
> Sie können die Spannung der Armfaszien noch steigern, indem Sie die Powerarms später zum Beispiel an einem Fensterbrett durchführen.

**Tonisieren**

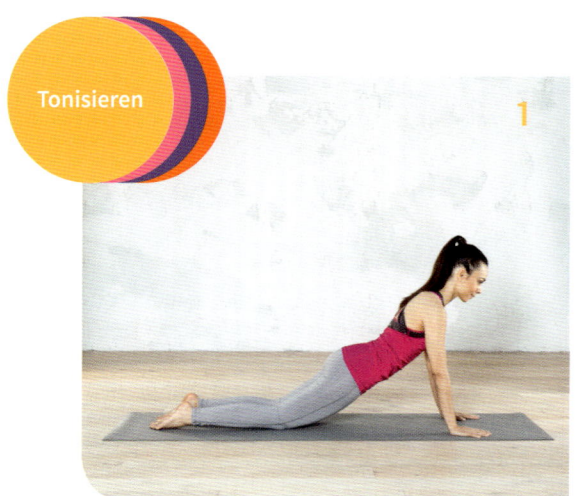
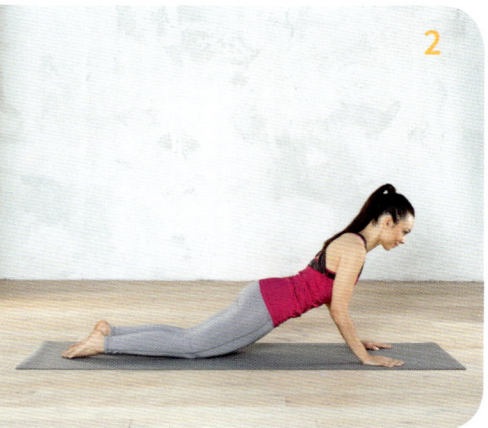

# Der Trizepsstraffer

**1** Beginnen Sie im bekannten Unterarmstütz, setzen Sie Ihre Hände unter den Schultern auf und strecken Sie Ihre Arme, um in den Armstütz zu gelangen. Öffnen Sie Ihren Brustkorb ganz bewusst und verlängern Sie den Scheitelpunkt nach oben. Das Becken ist leicht angehoben, die Fußrücken liegen auf dem Boden auf.

**2** Drücken Sie jetzt Ihre Hände kräftig auf den Boden und wippen Sie mit den Armen, wobei Sie die Ellenbogen nur wenig beugen und auch nicht völlig durchstrecken. Sie federn schnell, klein und dynamisch. Die Steigerung dieser Übung ist der im Folgenden beschriebene Stuhlstütz.

Trainieren Sie bis zur Erschöpfung der Muskulatur.

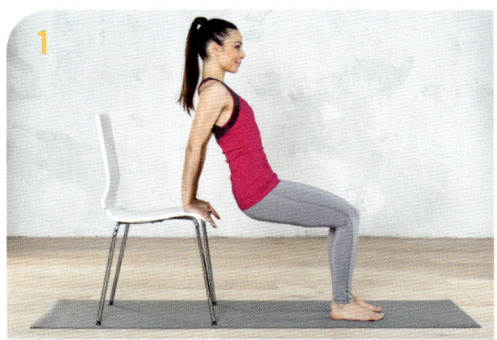
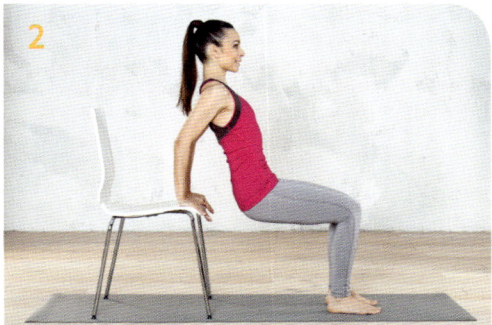
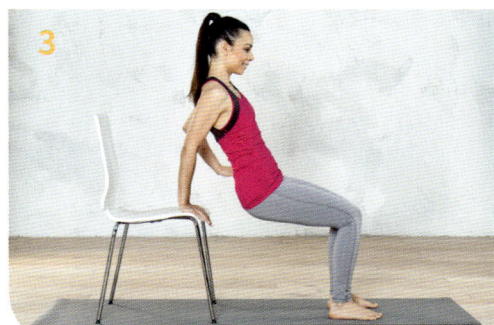
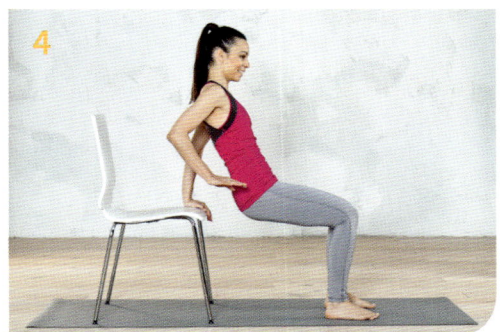

# Der Stuhlstütz

**1** Stützen Sie sich wie in der Abbildung gezeigt an der Sitzfläche eines Stuhls auf. Drücken Sie die Handflächen fest auf den Sitz, drehen Sie die Schlüsselbeine leicht nach außen und ziehen Sie die Schultern nach unten. Mit den Füßen üben Sie einen gleichmäßig kräftigen Druck auf den Boden aus, den Scheitel verlängern Sie in Richtung Decke.

**2** Halten Sie diese Körperspannung und beginnen Sie, Ihre Ellenbogen leicht zu beugen und wieder zu strecken, um mit diesen Minifederungen Impulse zu setzen.

**3 und 4** Zur Intensivierung der Übung verlagern Sie das Körpergewicht auf den rechten Arm und wippen, während Sie den linken vom Sitz lösen. Dann das Gewicht auf den linken Arm verlagern und den rechten vom Sitz abheben.

Trainieren Sie jeweils bis zur Erschöpfung der Muskulatur.

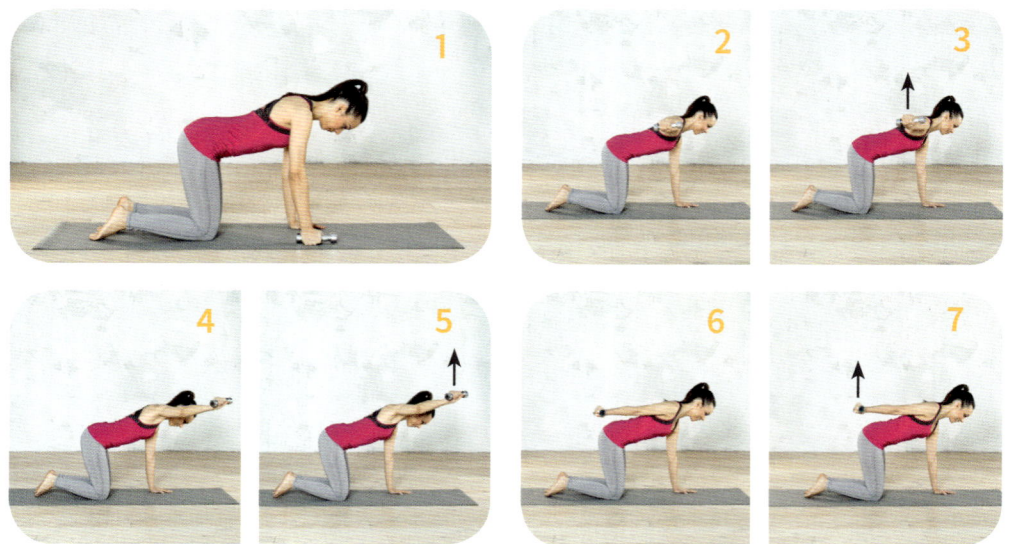

# Der Deltamuskelstraffer

**Tool:** Hantel

1 Gehen Sie in den Vierfüßlerstand und richten Sie Ihre Hände unter den Schultern und die Knie unter den Hüftgelenken aus. Mit der rechten Hand fassen Sie die Hantel. Ihr Rücken ist gerade und bleibt es auch während der gesamten Übung.

2 **und** 3 Halten Sie die Spannung Ihrer Grundposition. Strecken Sie den rechten Arm zur Seite aus und beginnen Sie mit kleinen Federungen nach oben zu wippen.

4, 5, 6 **und** 7 Jetzt führen Sie den Arm von der Seitposition aus wippend nach vorne, wieder zurück in die Seitposition und schließlich nach hinten. Bei diesen federnden Wippbewegungen bleibt der Arm stets lang gestreckt. Federn Sie jetzt zurück zur Ausgangsposition und trainieren Sie dann den linken Arm.

Trainieren Sie jede Seite bis zur Erschöpfung der Muskulatur.

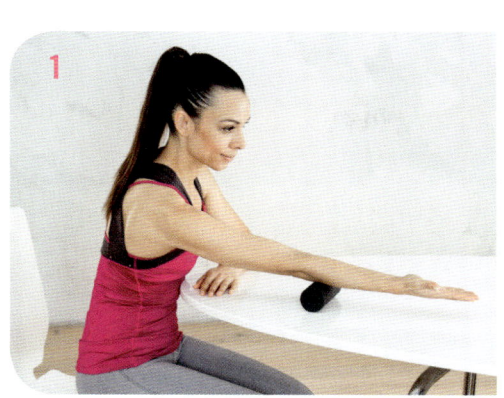 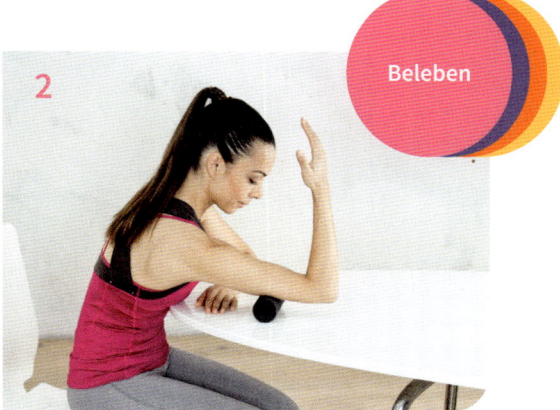

Beleben

# Den Arm ausrollen

**Tool:** Minirolle

**1** Setzen Sie sich mit geradem Rücken auf einen Stuhl und legen Sie Ihren rechten Arm lang ausgestreckt auf der Tischplatte ab. Die Minirolle platzieren Sie unter dem Unterarm, die Handfläche zeigt dabei nach oben. Jetzt rollen Sie den Unterarm kräftig und schmelzend aus.

**2** Beugen Sie Ihren Ellenbogen, sodass die Handfläche zum Gesicht zeigt. Die Minirolle legen Sie unter Ihren Oberarm und rollen nun diesen kräftig und schmelzend aus. Wiederholen Sie das Rollen im Anschluss mit dem linken Arm.

## * Alltagsübung: der Taschenlift *

Tragen Sie Ihre Tasche nicht mit nach unten hängenden Armen nach Hause, sondern heben Sie die Arme seitlich nach oben an. Ziehen Sie erst die Schulter bewusst nach unten, bevor Sie den Arm inklusive Tasche zur Seite anheben. Halten Sie diese Position so lange wie möglich, mindestens jedoch eine halbe Minute. Wechseln Sie dann die Seite. Nach einer kurzen Pause wiederholen Sie die ganze Übung ein zweites Mal.

# 2.

# Die Brust-Armbeuger-Kette

Bei den folgenden Übungen geht es in erster Linie um das Faszientraining für den Bizeps, denn dieser Muskel formt nicht nur den Oberarm, er vernetzt sich auch mit der kollagenen Hülle der Brustmuskeln und hat damit einen Einfluss auf das Straffen der Brust.

Der Busen kann sich durch Stillzeiten, Gewichtsschwankungen oder hormonelle Einflüsse absenken, und nicht zuletzt beeinträchtigt auch schlicht das Alter die Festigkeit des Brustgewebes. Klar gibt es inzwischen Push-up-BHs, die diesen Tribut, den wir an die Schwerkraft zahlen, geschickt kaschieren. Dennoch: Selbst ist die Frau, mit den gezielten Faszienübungen können wir die Spannkraft der kollagenen Stützgewebe kräftigen und unseren körpereigenen kollagenen Wonderbra aktivieren.

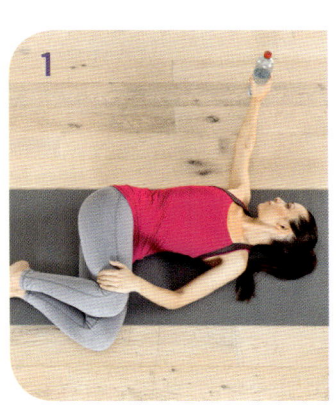 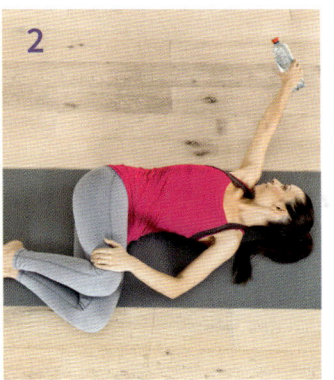 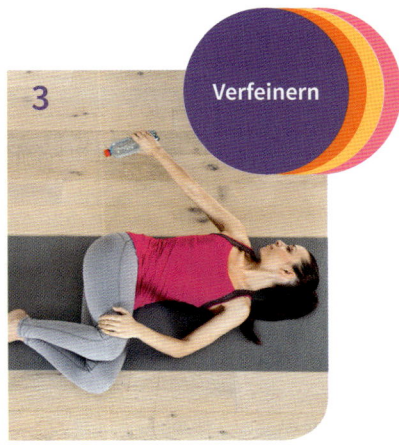

Verfeinern

# Der Brustöffner

**Tool:** halb gefüllte Wasserflasche

**1** Legen Sie sich auf Ihre linke Seite und winkeln Sie beide Knie an. Nehmen Sie die Wasserflasche in die rechte Hand und legen Sie den rechten Arm dann lang ausgestreckt zur rechten Seite ab. Drehen Sie den Kopf mit zur rechten Seite, sodass Sie zu Ihrer Hand schauen. Um die Position zu stabilisieren, greifen Sie mit der linken Hand Ihren Oberschenkel. Falls Sie zur Kategorie Schlangenmensch gehören, liegt Ihr rechter Arm vermutlich ohne Weiteres am Boden auf und auch der Brustkorb öffnet sich leicht in diese Verdrehung hinein.

**2 und 3** Heben Sie Ihren rechten Arm einige Zentimeter vom Boden ab und spielen Sie nun mit fein fließenden Winkelveränderungen. Dabei bewegen Sie den Arm in einer langsamen Fließbewegung in Richtung Kopf, zurück in die Ausgangsposition zur Seite und dann nach unten in Richtung Becken. Sollte Ihr Arm an einigen Stellen wie von selbst zu Boden plumpsen, sind das fehlende Wahrnehmungsbereiche, an denen Sie die Koordination bewusst und präzise kontrollieren müssen.

Gehören Sie eher zum Bindegewebstyp Wikinger, dann schwebt Ihr Arm vermutlich in der Luft. Halten Sie an den Stellen inne, an denen die Zugspannung besonders intensiv bis leicht schmerzhaft ist, und schmelzen Sie 1 bis 2 Minuten lang in die Dehnung hinein. Wählen Sie mehrere Positionen – mal mehr in Richtung Becken und auch in Richtung Kopf, um Verklebungen zu lösen. Dann wechseln Sie auf die andere Seite.

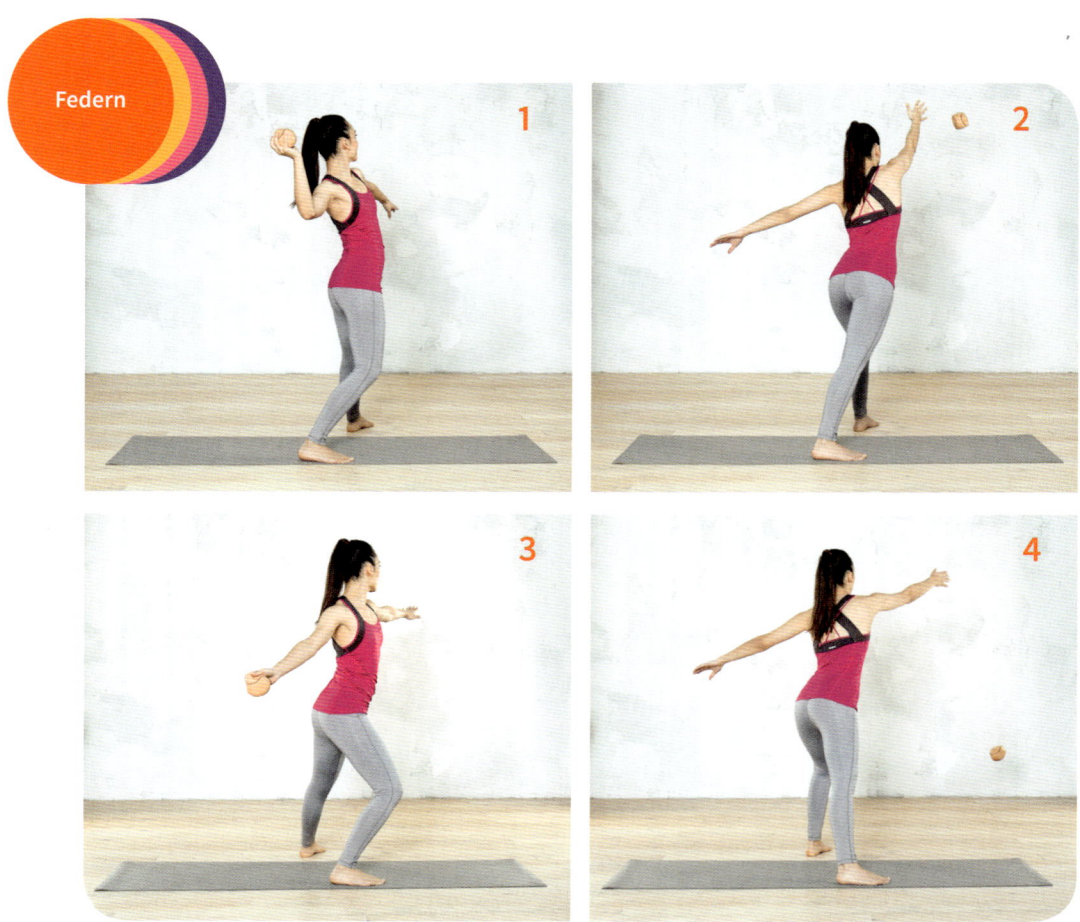

**Federn**

# Das Armkatapult

**Tool:** kleiner Gewichtsball oder Gewichtsmanschette

**1 und 2** Nehmen Sie den Ball in die rechte Hand und stellen Sie sich in Schrittstellung auf, das linke Bein ist vorne. Jetzt holen Sie mit dem Ball weit nach hinten aus, sodass sich die Faszien an der Vorderseite Ihres Körpers vom Scheitel bis zu den Zehen spannen und sich die gesamte Wirbelkette auseinanderzieht. Oberkörper und Brustwirbelsäule sollen sich wie ein Bambus im Wind nach hinten biegen, das Brustbein leitet die Wurfbewegung ein, der Arm folgt erst zum Schluss mit einem schwungvollen Abwurf. So laden Sie Ihre Fazien zusätzlich auf und nutzen das Armkatapult optimal.

Am Ende der Wurfbewegung bleiben Sie stabil stehen. Das Gewicht ist auf dem vorderen Fuß, der Oberkörper folgt der Armbewegung nach vorne und Sie spannen Ihre Finger mit dem Abwurf des Balles dynamisch auf.

**3 und 4** Trainieren Sie jetzt verschiedene Wurfvarianten, um das Netzwerk der Armbeuger-Kette optimal anzusprechen. Werfen Sie den Ball in der klassischen Wurfposition mit einer ausladenden Ausholbewegung von oben und hinten, dann aber auch von unten und hinten kommend. Variieren Sie mehrfach. Wechseln Sie im Anschluss die Schrittstellung und führen Sie die Übung mit dem linken Arm durch.

Trainieren Sie 3, 5, 7 oder 10 Wiederholungen je Variante, steigern Sie sich langsam.

## * Tipp für mehr Dynamik *

Bei diesen Übungen wird es dynamisch, denn es geht ums Werfen. In meinem Studio gibt es eine eigens dafür konzipierte Wurfstation und handgefertigte Lederbälle (siehe „Tipps und Tools" auf Seite 187f.), die sich wunderbar anfassen und gegen die Wand schleudern lassen. Sollten Sie eine wurfsichere Wand (Vorsicht, bei den ersten motivierten Versuchen meinerseits ohne Wurfstation rieselte der Putz herab!) und ein festes Kissen oder Polster haben, dann können Sie die gezeigten Übungen zu Hause versuchen. Andernfalls suchen Sie sich eine Garagenwand oder besorgen sich für Wurfübungen mit größerem Ball (siehe zum Beispiel den Powerwurf auf Seite 132f.) einen ATX-Softball. Das sind gepolsterte Bälle in unterschiedlichen Gewichtsklassen aus dem Fitnesstrainingsbereich, die Wände und Nachbarschaft schonen.

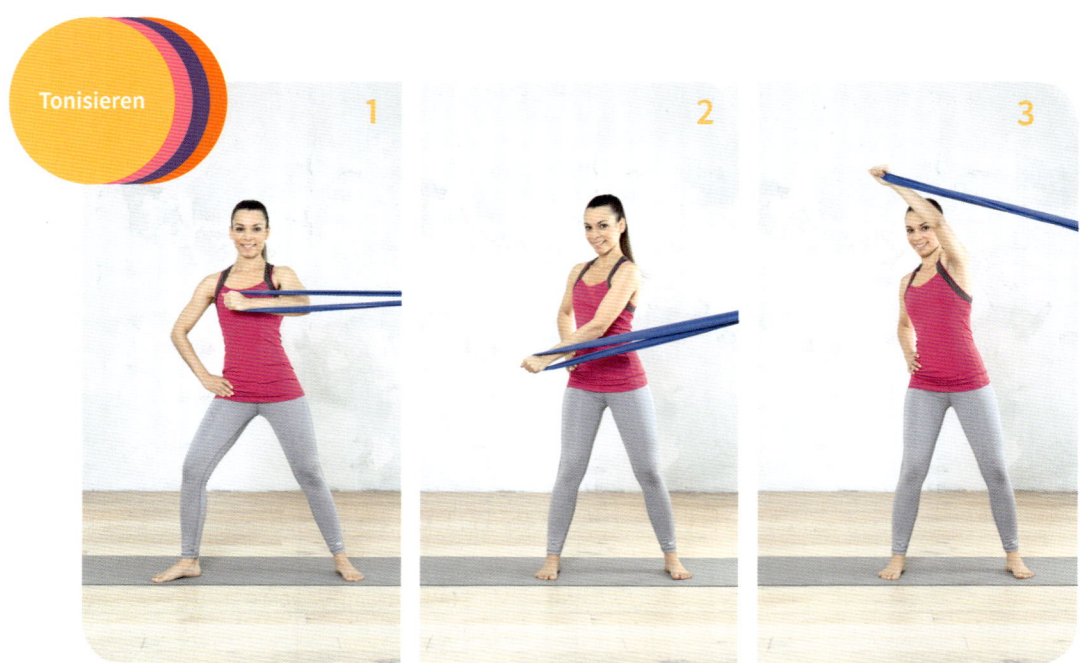

**Tonisieren**

# Der Bruststraffer mit Fitnessband

**Tool:** Fitnessband

Für Ihr Faszien-Fitnessprogramm zu Hause können Sie sehr gut und wirkungsvoll mit einem Fitnessband, das Sie an einem Griff fixieren, trainieren.

**1** Hängen Sie das Fitnessband an einem Griff ein. Greifen Sie mit der linken Hand in die Schlaufe und gehen Sie einige Schritte nach vorne, sodass sich das Band spürbar spannt. Jetzt stellen Sie sich in einer weiten Grätsche parallel zur Zugrichtung hin. Stehen Sie stabil und spannen Sie Ihren Cat-Bodysuit auf. Heben Sie nun den linken Arm auf Brusthöhe an, beugen Sie den Ellenbogen und halten Sie Ihren Unterarm nahe vor der Brust; Ihren rechten Arm stützen Sie in die Hüfte. In dieser Grundposition ist das Fitnessband auf Zug.

**2** Ziehen Sie das Fitnessband aus der Grundposition heraus schräg nach unten vor Ihr Becken. In der Endposition ist der Arm lang gestreckt und dicht am Körper. Halten Sie diese Position und steigern Sie den Effekt durch Minifederungen.

3 Sie beginnen erneut in der Grundposition und führen das Fitnessband jetzt nah vor der Brust zur rechten Seite nach oben. Den Arm wieder lang strecken, diese Endposition halten und hineinwippen. Als Variante wippen Sie in mehreren Etappen von der einen Endposition in die andere hinein. Wechseln Sie die Seite und trainieren Sie im Anschluss mit dem rechten Arm.

Trainieren Sie jede Seite bis zur Erschöpfung der Muskulatur.

## *Tipp für die Praxis im Studio *

Alle Übungen, die Sie zu Hause mit dem elastischen Fitnessband ausführen, können Sie auch im Fitnessstudio am stationären Seilzug durchführen. Der Seilzug ist eines meiner Lieblingsgeräte zur Kräftigung des Bindegewebes, hier lässt sich der Widerstand optimal einrichten und im Laufe der Zeit steigern.

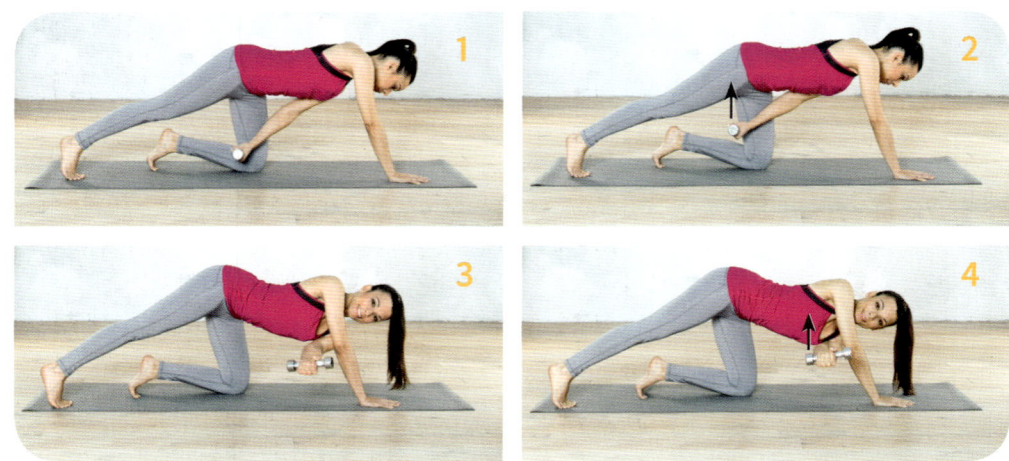

# Der Bruststraffer mit Hantel

**Tool:** Hantel (Empfehlung: Starten Sie mit der 1-kg-Hantel und steigern Sie das Gewicht in den nächsten Wochen auf 2 kg)

**1 und 2** Sie beginnen im Vierfüßlerstand. Strecken Sie das rechte Bein nach hinten aus und ziehen Sie die Ferse in Richtung Boden tief, beide Fußspitzen aufstellen. Nehmen Sie die Hantel in die linke Hand, strecken Sie den linken Arm an der Innenseite des linken Beins vorbei nach hinten aus. Federn Sie in Richtung Zimmerdecke.

**3 und 4** Jetzt federn Sie in mehreren Etappen von der Ausgangsposition zur Seite. In der Endposition ist Ihr Arm auf Brusthöhe nach vorne ausgestreckt und Sie federn weiter in Richtung Decke. Dann die Seite wechseln und den rechten Arm trainieren.

Trainieren Sie jeweils bis zur Erschöpfung der Muskulatur.

**Wichtig:** Wesentlich für die kräftigende Wirkung ist, dass der Ellenbogen getreckt ist und Sie mit dem Oberarm in die Spannung des Brustmuskels mit kleinen, kontrollierten Bewegungen hineinwippen. Nur so erreichen Sie speziell die kollagenen Strukturen. Achten Sie beim Wippen auch darauf, dass Sie den gestreckten Arm nahe an der Brust halten. Wippen Sie mit kleinen, kontrollierten Bewegungen, nur so stimulieren Sie die kollagenen Strukturen der Hülle optimal.

# Die Bindegewebs-massage für die Brust

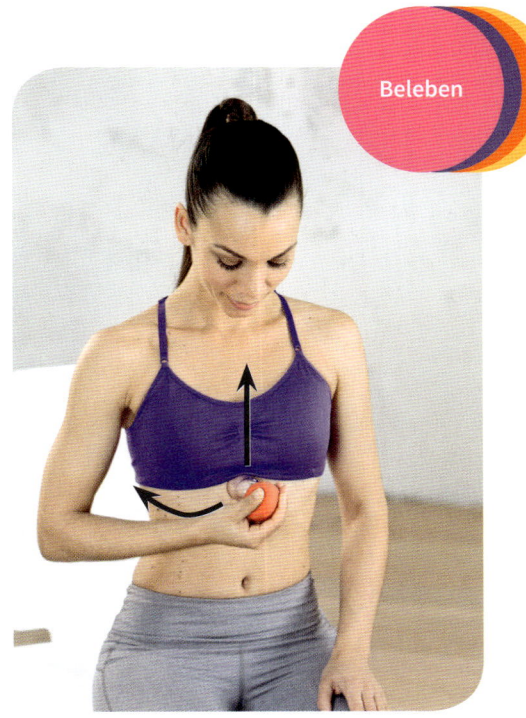

Beleben

**Tool:** Saugmassage-Glas

Bei dieser Übung arbeiten Sie direkt auf der Haut. Verteilen Sie ein klein wenig Öl auf Ihrer Brust, damit eine kontinuierliche Gleitbewegung möglich wird. Greifen Sie zum Saugmassage-Glas und ziehen Sie zwei Massagebahnen:
Die erste Bahn beginnen Sie am unteren Ende des Brustbeins, am Schwertfortsatz, und ziehen in einem Bogen zur Seite und dann hinauf bis zur Achsel.
Die zweite Bahn geht direkt am Brustbein entlang vom Schwertfortsatz in einer geraden Bahn hinauf bis zum Schlüsselbein und zieht dann zur Achsel. Hierbei wird speziell der Lymphabfluss angeregt.

## * Alltagsübung: die Monkey-Gym *

Besuchen Sie den nächsten Spielplatz in Ihrer Nachbarschaft und hängen Sie sich mit beiden Armen an das dortige Klettergerüst oder -netz. Schwingen Sie einige Male von einer Seite zur anderen. Versuchen Sie, sich im Laufe der kommenden Wochen nur mit einem Arm festzuhalten und zum anderen Arm zu schwingen. Die Monkey-Gym ist superherausfordernd und supereffizient zur Straffung der Arme und Brust!

# 3.

# Das abdominale Netz: gerader, schräger und querer Bauchmuskel

An dieser Stelle geht es um Ihre starke Mitte, also um einen straffen Bauch und eine wohlgeformte Taille. Und auch hier gilt: Wer nur Muskelmasse aufbaut, punktet noch lange nicht mit der begehrten Uhrglas-Figur. Entscheidend ist vielmehr, das kollagene Netzwerk, das die geraden, schrägen und queren Bauchmuskeln vielschichtig umhüllt, elastisch federnd zu stärken.

Ist dieses Netzwerk kräftig, dann sorgt es unter anderem für die flache Spannung des Unterbauches oder für die Definition der einzelnen Abteilungen eines klassischen Sixpacks. Der Waschbrettbauch ist nun nicht das erklärte Ziel unseres Trainings, aber einen wohlgespannten Bauch wiederzuerlangen – zum Beispiel nach einer Schwangerschaft – oder eine geformte Silhouette zu erhalten, ist doch allemal erstrebenswert. Die gute Nachricht: Mit unseren Übungen ist das möglich!

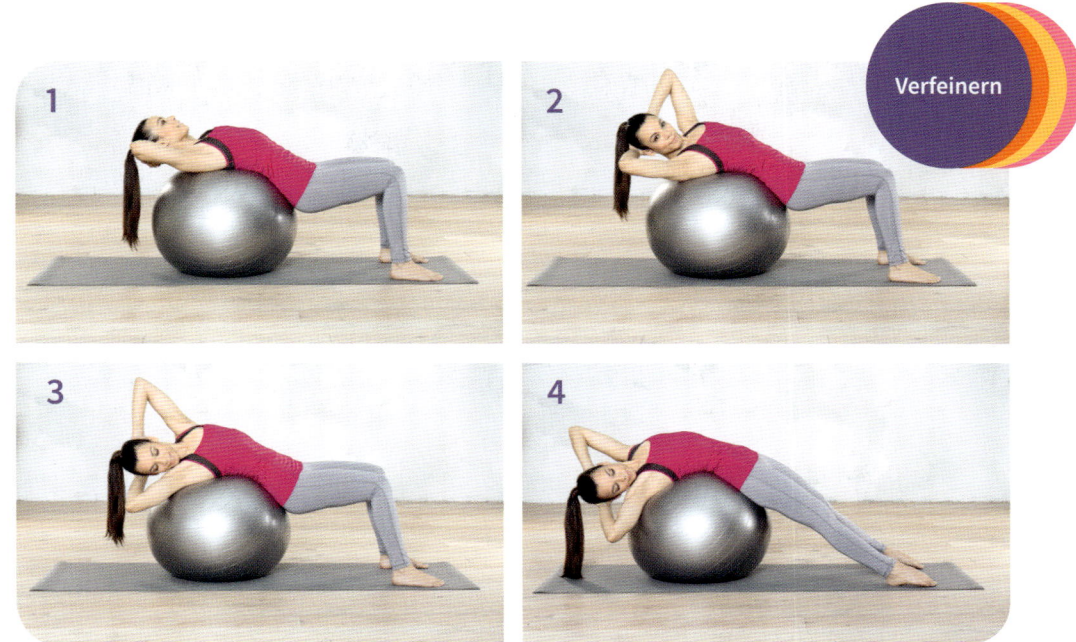

# Das Netzwerk Mitte aktivieren

**Tool:** Gymnastikball

**1** Legen Sie sich mit dem Rücken auf einen Gymnastikball, stellen Sie Ihre Füße auf und halten Sie die Knie während der Übung parallel. Verschränken Sie Ihre Arme hinter dem Kopf und stützen Sie Ihren Nacken mit den Händen. Rollen Sie nun ab den Schulterblättern abwärts in Richtung Becken und wieder hinauf in die Ausgangsposition über den Ball.

**2** Dehnen Sie den Ober-, den Unterbauch und die schrägen Bauchmuskeln fließend in unterschiedliche Richtungen.

**3 und 4** Beziehen Sie dabei auch die diagonale Faszienkette mit ein, indem Sie den Oberkörper nach rechts drehen, sich über den Ellenbogen noch ein Stückchen länger ziehen und die Beine strecken. Kommen Sie zurück in die Ausgangsposition, dann drehen Sie den Oberkörper nach links, um auch die andere Diagonale in der Länge zu trainieren.
Alle Bewegungen sollten rekelnd, geschmeidig und wohltuend sein.

> ## * Übungsregeln für den straffen Bauch *
>
> Bei allen tonisierenden Übungen:
> * bleibt der Unterbauch während der gesamten Übung flach
> * sinkt der Oberkörper nicht unter die Höhe der Ausgangsposition
> * beträgt der Bewegungsradius nicht mehr als 2 bis 3 Zentimeter
> * wippen Sie bis zur Erschöpfungsgrenze

# Die Powersounds

Powersounds kennen Sie von den Kampfkünsten. Das sind zum Beispiel die martialischen Ausatemlaute eines Karatemeisters, der einen Ziegelstein zertrümmert und die dynamische Aktion mit einem kurzen, lauten „Ha" oder „Hu" begleitet.
In der folgenden Übung beziehen wir Powersounds mit ein. Über die Zwerchfellaktivität spannt sich kurzfristig der innerste quere Bauchmuskel und zusätzlich reflektorisch der Beckenboden mit an.

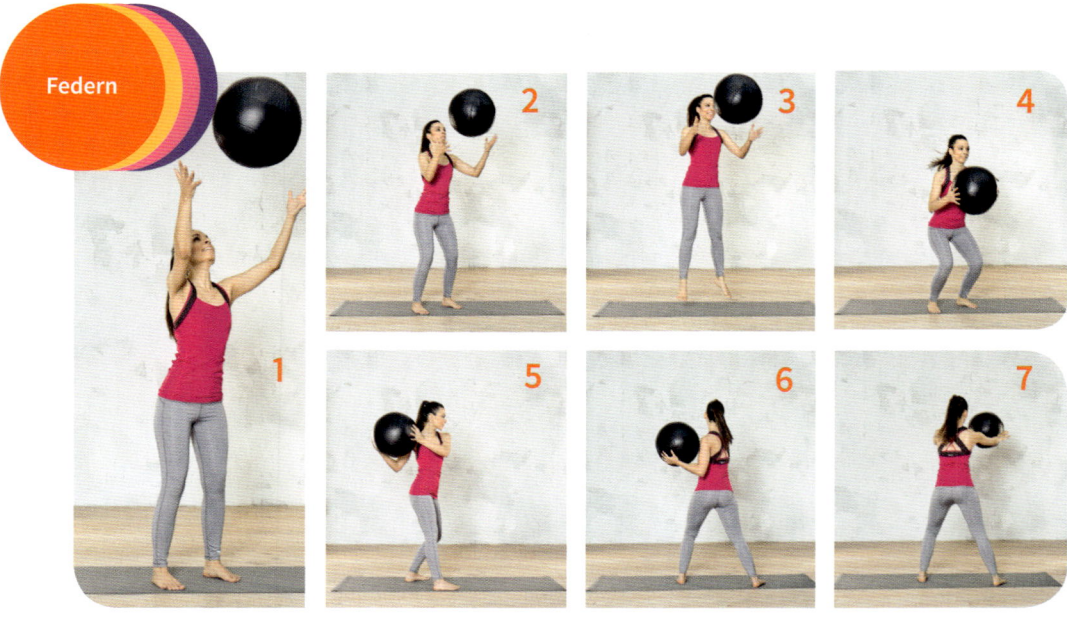

Federn

# Der Powerwurf

**Tool:** Medizinball oder ATX-Softball (alternativ ein festes Kissen oder Polster)

Um das Netzwerk Mitte und vor allem das körpereigene fasziale Gurtungssystem des Unterbauchs und Beckenbodens zu straffen, nutzen wir Wurfbewegungen mit beiden Armen. Über das Gewicht des Balles laden wir diese Strukturen zusätzlich auf und steigern deren elastische Widerstandskraft.

**1 und 2** Werfen Sie den Ball mit beiden Händen nach oben in die Luft und fangen Sie ihn mit elastisch federnden Knien auf.

**3 und 4** Springen Sie mit beiden Beinen in die Luft, während Sie den Ball nach oben werfen, und fangen Sie den Ball dann elastisch federnd wieder auf.

**5** Halten Sie den Ball mit beiden Händen vor dem Körper und stellen Sie sich mit ausreichend Abstand vor einer Wand auf. Bauen Sie Spannung für den Ballwurf auf. Dazu drehen Sie den Oberkörper zur rechten Seite hin auf, Ihr rechter Fuß setzt hinten auf und Sie bewegen den Ball weit nach hinten zur Seite. Jetzt schleudern Sie den Ball dynamisch nach vorne gegen die Wand. Wiederholen Sie die Übung, indem Sie zur linken Seite hin aufdrehen. Zum dynamischen Wurf passen die Powersounds „Ha", „Hu" oder „He".

**6 und 7** Stellen Sie sich in einer stabilen Grätschposition mit dem Gesicht zur Wand. Ähnlich wie bei der beidhändigen Rückhand im Tennis drehen Sie jetzt nur den Oberkörper nach links und nehmen beide Arme mit, Füße und Knie bleiben parallel und nach vorne ausgerichtet. Schleudern Sie den Ball dynamisch mit einem Powersound weg. Bleiben Sie nach dem Abwurf kurz stabil stehen und halten Sie die Körperspannung.

Trainieren Sie 3, 5, 7 oder 10 Wiederholungen je Variante, steigern Sie sich langsam.

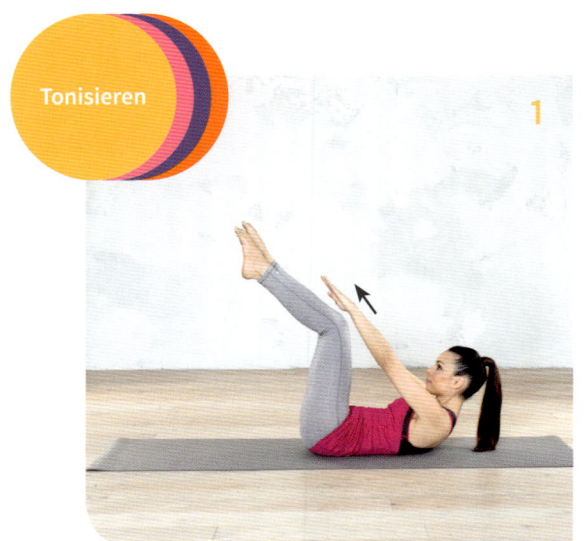

**Tonisieren**

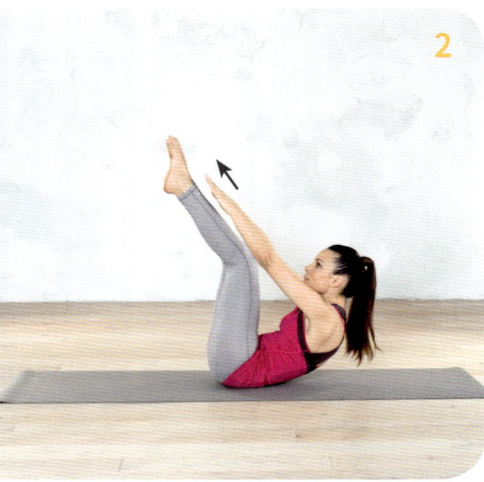

1

2

# Die geraden Bauchmuskeln straffen

**1** Heben Sie Ihre Unterschenkel in der Rückenlage etwas über 90 Grad zum Oberschenkel an, Zehen strecken. Jetzt heben Sie den Kopf leicht vom Boden ab, sodass noch eine Handbreit Platz zwischen Kinn und Brust bleibt, und ziehen den Unterbauch flach. Um die unteren Anteile der geraden Bauchmuskeln zu aktivieren, strecken Sie nun beide Arme lang nach oben. Halten Sie diese Position einen Moment und federn Sie zusätzlich mit den Fingerspitzen in Richtung Zehenspitzen.

**2** Die oberen Anteile der geraden Bauchmuskeln erreichen Sie, indem Sie den Oberkörper eine Etage höher hinaufziehen und den Kniewinkel etwas vergrößern. Halten Sie auch diese hohe Position und federn Sie dabei mit den Fingerspitzen ein kleines Stück hinauf in Richtung Zehenspitzen.

Im Anschluss wippen Sie in kleinen, beherzten Federungen aus der Position für die erste Übung hinauf in die höhere Position und schließlich wieder hinab in die Ausgangsposition.

Zum Abschluss legen Sie Kopf und Beine auf dem Boden ab und rekeln sich spontan.

Trainieren Sie jeweils bis zur Erschöpfung der Muskulatur.

## Die schrägen Bauchmuskeln straffen

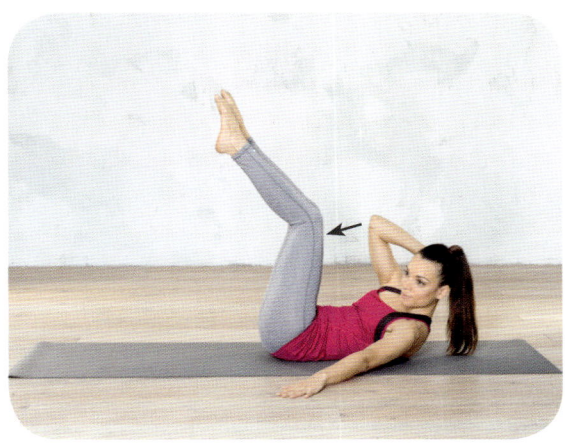

Heben Sie Ihre Unterschenkel in der Rückenlage etwas über 90 Grad zum Oberschenkel an, Zehen strecken. Jetzt heben Sie den Kopf leicht vom Boden ab, sodass noch eine Handbreit Platz zwischen Kinn und Brust bleibt, und ziehen den Unterbauch flach. Ihren linken Arm strecken Sie lang neben dem Körper aus, die rechte Hand legen Sie an den Hinterkopf. Wippen Sie jetzt mit dem rechten Ellenbogen in Richtung linkes Knie, ohne den Ellenbogen nach vorne zu ziehen, die Bewegung kommt aus dem Bauch. Wechseln Sie die Seite, indem Sie wieder über die Mitte gehen.

Trainieren Sie jede Seite bis zur Erschöpfung der Muskulatur.

**Wichtig:** Schieben Sie die Beine so weit vom Oberkörper weg, dass der Unterbauch aktiviert ist, Sie diesen aber während der gesamten Übung flach halten können. Wölbt sich der Unterbauch in der federnden Belastungsphase vor, dann nehmen Sie die Knie wieder etwas weiter zum Oberkörper, andernfalls belasten Sie die Lendenwirbelsäule und den Beckenboden.

## Die gesamte Bauchmuskulatur straffen

Die komplette Bauchmuskulatur straffen Sie mit einer Powerkombination. Sie beginnen mit der Übung für die unteren Anteile der geraden Bauchmuskeln und fahren dann direkt mit dem Training für die schräge Bauchmuskulatur fort. Jetzt kommen Sie zurück zur Mitte und schließen unmittelbar die Übung für die oberen Anteile der geraden Bauchmuskeln an. Zum Abschluss federn Sie von oben zurück nach unten in die Ausgangsposition. Jetzt dürfen Sie den Kopf ablegen und sich rekeln.

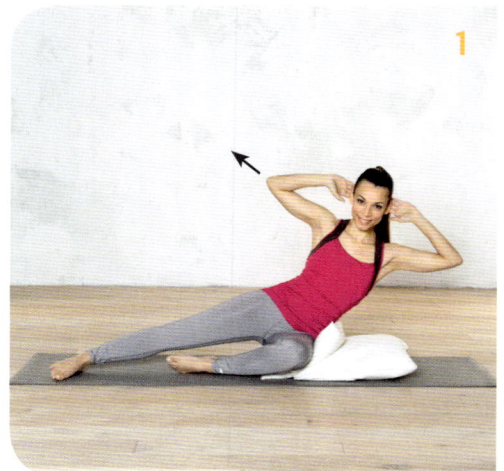 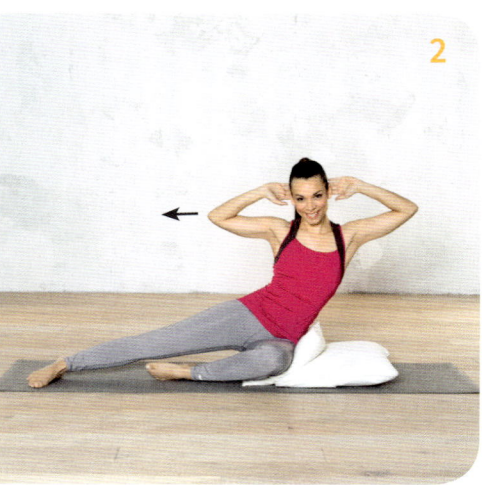

# Der Taillenstraffer – intensiv

**1** Setzen Sie sich auf Ihre linke Seite, das linke Bein ist vor dem Körper angewinkelt, das rechte ausgestreckt. Das Becken können Sie zum Beispiel wie hier gezeigt mit einem Kissen abpolstern. Ihre Hände halten Sie an den Hinterkopf, die Ellenbogen zeigen nach außen. Spannen Sie nun Ihren Oberkörper bis hoch zum Scheitel an und ziehen Sie ihn nach oben. Stellen Sie sich dabei vor, Sie wollten mit dem rechten Ellenbogen den rechten Fuß berühren. Halten Sie die Höhe und wippen Sie klein und federnd in die Taille hinein.

**2** Zum Abschluss ziehen Sie den Oberkörper noch ein Stückchen weiter nach oben und intensivieren mit schnellen und knackigen Minifederungen.
Bitte beachten: Auch wenn es anstrengend wird, der Radius der Minifederungen liegt bei 3 bis 5 Zentimetern!
Dann wechseln Sie die Sitzposition und trainieren die andere Taillenseite.

Trainieren Sie jede Seite bis zur Erschöpfung der Muskulatur.

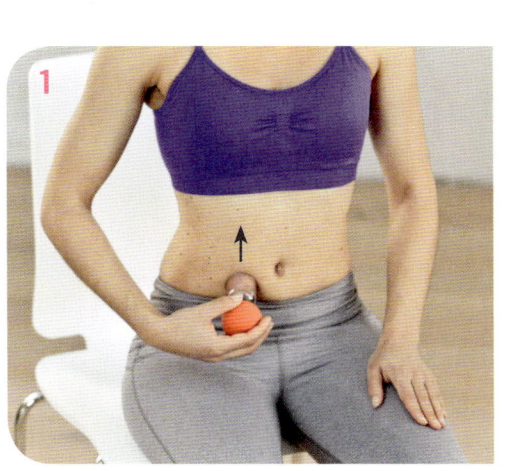
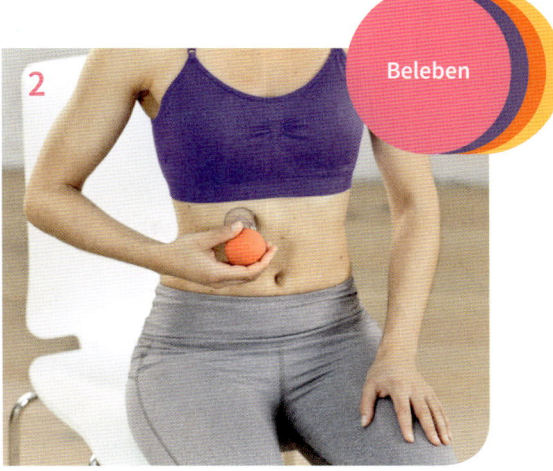

Beleben

# Die Bindegewebsmassage für den Bauch

**Tool:** Saugmassage-Glas

Diese das Bindegewebe straffende Massage können Sie für den gesamten Bauch anwenden.

**1 und 2** Zur Tonisierung des Gewebes massieren Sie herzhaft und ziehen das Tool über den ganzen Bauch von unten nach oben in zügigem Tempo. Achten Sie darauf, dass die Haut vom Unterhautfettgewebe abgehoben wird und Sie eine kontinuierliche Verschiebebewegung beibehalten. Eventuell etwas Massageöl verwenden.

**Wichtig:** Bei einer Narbe im Bauchbereich gehen Sie anders und behutsamer vor: Hier reduzieren Sie das Tempo auf superlangsam. Wir empfehlen einen Zentimeter an Verschiebebewegung je Atemzyklus. Da Narben häufig mit ausgeprägten Verklebungen oder Verwachsungen unter der Haut einhergehen, die teilweise intensive Beschwerden bereiten können, versuchen wir diese mit der reduzierten Geschwindigkeit zu lösen. So sollen die einzelnen Haut- und Gewebeschichten wieder frei aneinander vorbeigleiten. Bei ausgeprägten Verwachsungen empfiehlt sich die Behandlung durch einen myofaszial geschulten Manualtherapeuten, zum Beispiel einen Osteopathen oder Rolfer, der das spezielle Know-how hat, diese Verklebungen zu lösen (Empfehlungen finden Sie unter „Tipps und Tools" auf Seite 188).

# 4.

# Die diagonale Rückenmuskel-Gesäßmuskel-Kette

In diesem Abschnitt dreht sich alles um den Rücken und die diagonal verlaufende Kette, die den Oberkörper mit dem Unterkörper elastisch federnd verbindet. Die große Rückenfaszie spielt hier eine tragende Rolle, und das im kollagenen Verbund mit dem großen Gesäßmuskel.

Bei den folgenden Übungen geht es um einen auf Belastung und Anforderung ausgerichteten Rücken und seine ausschließlich beim Homo sapiens derart formvollendete Verlängerung, den Po. Keiner unserer artverwandten Primaten bietet eine annähernd so ansehnliche Rückseite wie wir. Dieses biologische Erbe verpflichtet! Und es lohnt sich allemal, diese Faszien zweimal wöchentlich zu trainieren – für einen „happy & healthy back".

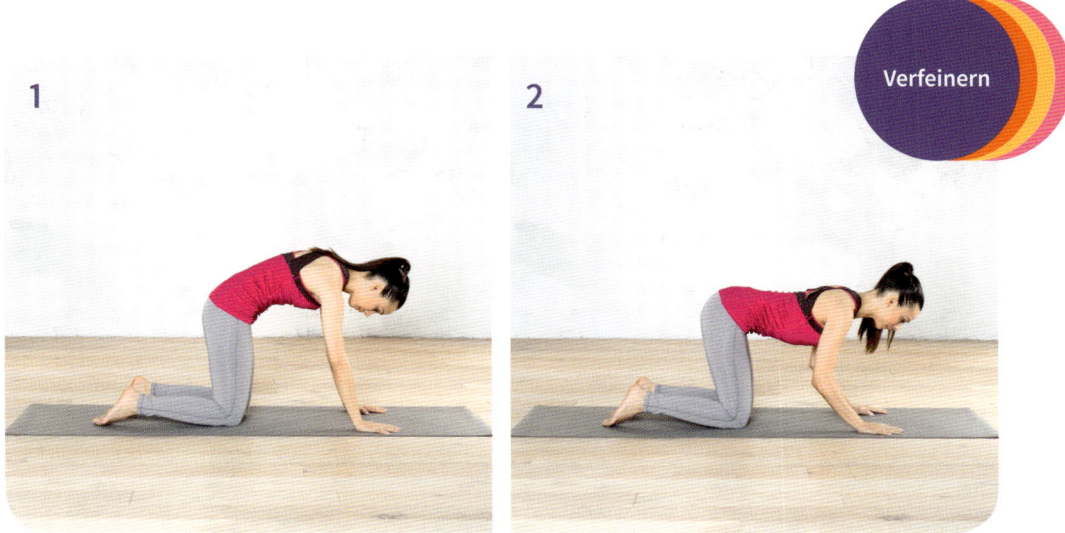

**Verfeinern**

# Das Katzenrekeln und Katzenstrecken

**1** Dehnen Sie sich im Vierfüßlerstand mit einem möglichst langen Katzenbuckel. Der Kopf neigt sich nach vorne und unten, Ihre Sitzbeinknochen ziehen Sie nach hinten und unten. Behalten Sie diese aufgespannte Position bei und rekeln Sie sich wie eine Katze genussvoll in alle Richtungen durch. Spannen also die große Rückenfaszie in unterschiedlichen seitlichen und diagonalen Zugrichtungen und sich ändernden Winkeln auf.

**2** Wechseln Sie zwischen Katzenbuckel und geradem Rücken ab. Richten Sie Ihre Sitzbeinknochen in der Verlängerung der Wirbelsäule nach hinten aus und ziehen Sie Ihren Scheitelpunkt nach vorne lang. Die Schultern tief ziehen und der Brustkorb weitet sich. Dann rekeln Sie sich nochmals genussvoll in den langen Katzenbuckel.

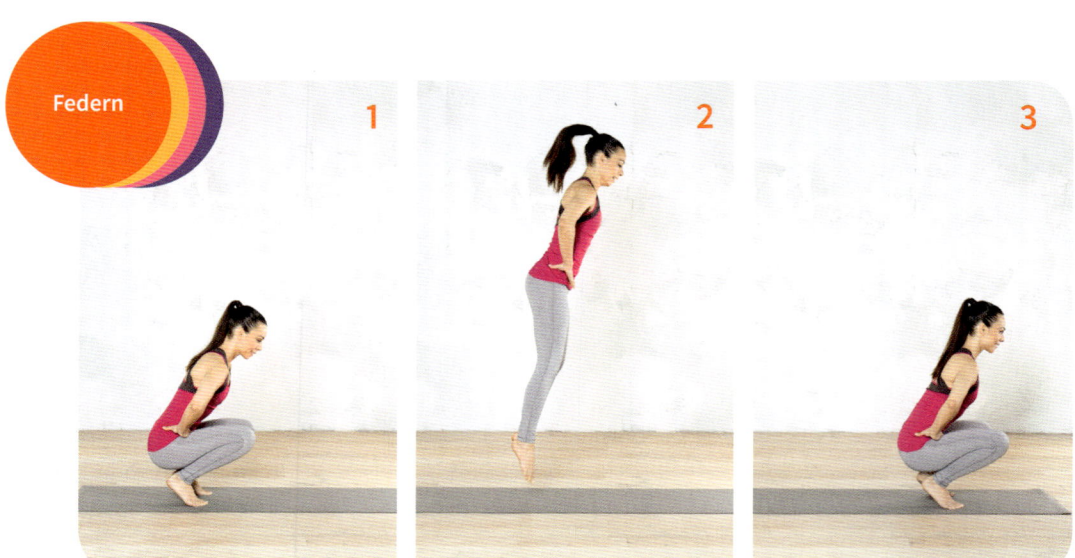

**Federn**

# Der Frosch-Sprung

**1** Sie beginnen in einer tiefen und weiten Hocke, die Füße sind hierbei etwas weiter als hüftbreit auseinander. Verlagern Sie das Gewicht nach vorne auf den Vorderfuß und legen Sie die Hände auf die Hüften.

**2 und 3** Jetzt springen Sie mit einem dynamischen Satz nach oben und landen wieder in der tiefen Hocke. Arbeiten Sie schnell, dynamisch und schwungvoll und nur aus den sprungkräftigen Beinen, ohne die Mithilfe der Arme zu nutzen.

Trainieren Sie 3, 5, 7 oder 10 Wiederholungen, steigern Sie sich langsam.

## *Alltagsübung: das afrikanische Heben*

Heben Sie eine seitlich neben Ihnen stehende Tasche (max. 6 kg) mit beiden Händen an. Mal mit eher rundem unteren Rücken und mal aus einer leichten Hocke heraus mit geradem Rücken. Setzen Sie die Tasche mit dynamischem Schwung auf der anderen Seite wieder ab und zurück.

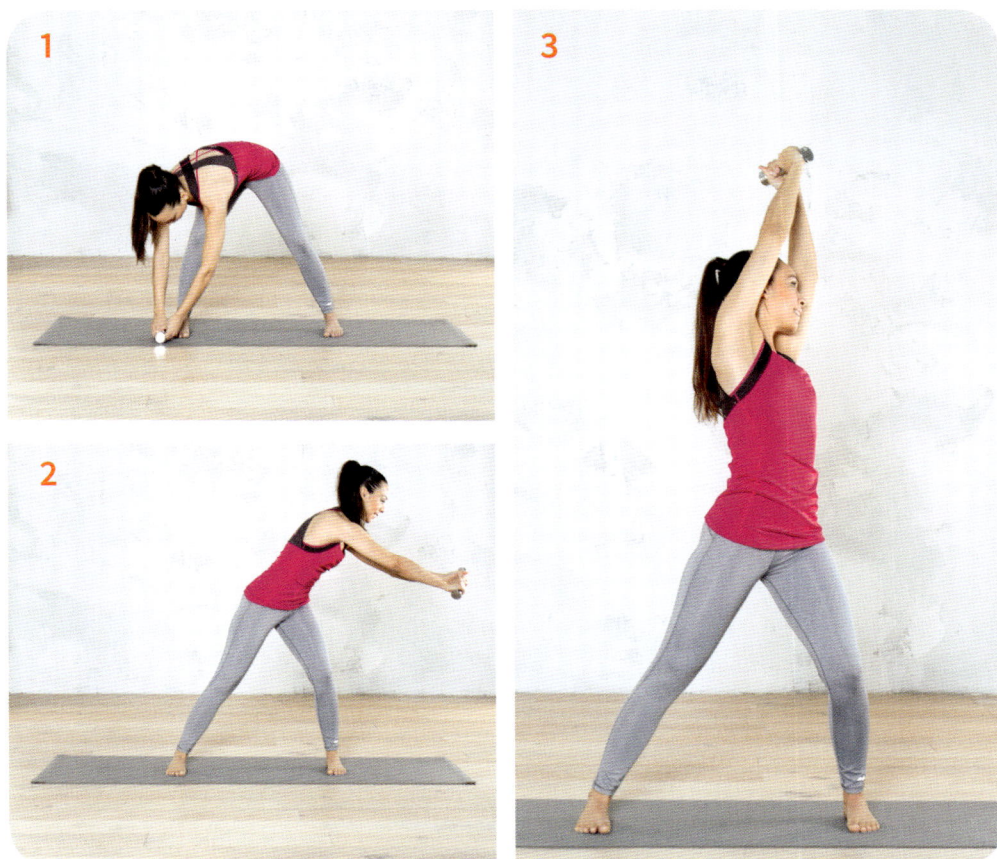

# Der Himmelswurf

**Tool:** Schwunghantel oder Hantel

**1** Stellen Sie sich in einer weiten Grätschposition hin. Legen Sie die Hantel neben Ihren rechten Fuß und nehmen Sie das Gewicht mit beiden Händen auf.

**2 und 3** Schwingen Sie die Hantel in einer zügigen Bewegung nach links oben in die Luft. Dabei stoßen Sie sich deutlich mit dem rechten Fuß vom Boden ab und führen das Gewicht in einem weiten Bogen über die linke Seite nach oben.
Im Anschluss trainieren Sie die andere Seite.

Trainieren Sie 3, 5, 7 oder 10 Wiederholungen je Seite, steigern Sie sich langsam.

Tonisieren

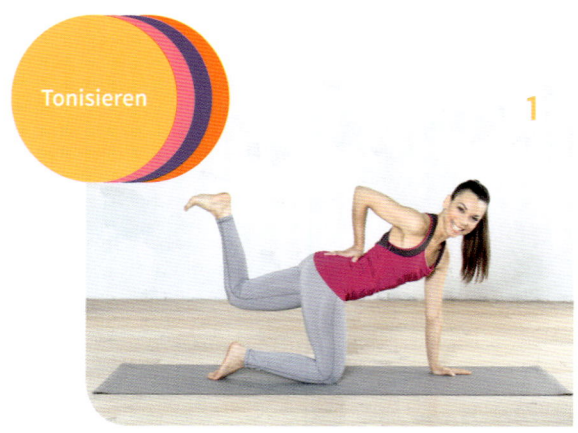 1

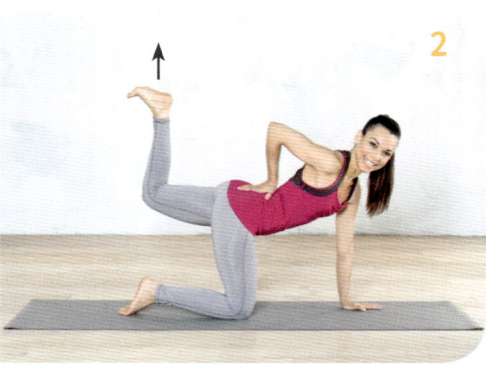 2

# Das federnde Fußtablett

**1** Sie beginnen im Vierfüßlerstand. Heben Sie Ihr linkes Bein an, Unterschenkel und Oberschenkel bilden einen 90-Grad-Winkel. Die rechte Hand legen Sie mit dem Handrücken nach oben auf der linken Pobacke ab, dabei möglichst über die Schulter zum linken Fuß schauen. Der Fuß ist gebeugt, so als ob Sie ein Tablett auf der Fußsohle balancieren wollten.

**2** Nun wippen Sie mit dem linken Bein nach oben in Richtung Decke. Wechseln Sie die Seite und trainieren Sie im Anschluss mit dem rechten Bein.

Trainieren Sie jede Seite bis zur Erschöpfung der Muskulatur.

# Das federnde Fußtablett mit Gewichtsmanschette

**Tool:** Gewichtsmanschetten

Sie können die Intensität des Trainings steigern und eine Gewichtsmanschette an die Fußknöchel anlegen. Mein Tipp: Starten Sie mit der leichten Variante und trainieren Sie im Anschluss diese intensivere Übung.

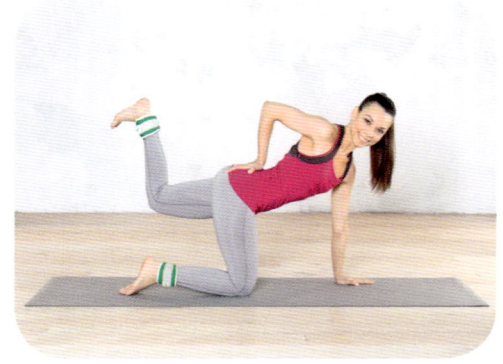

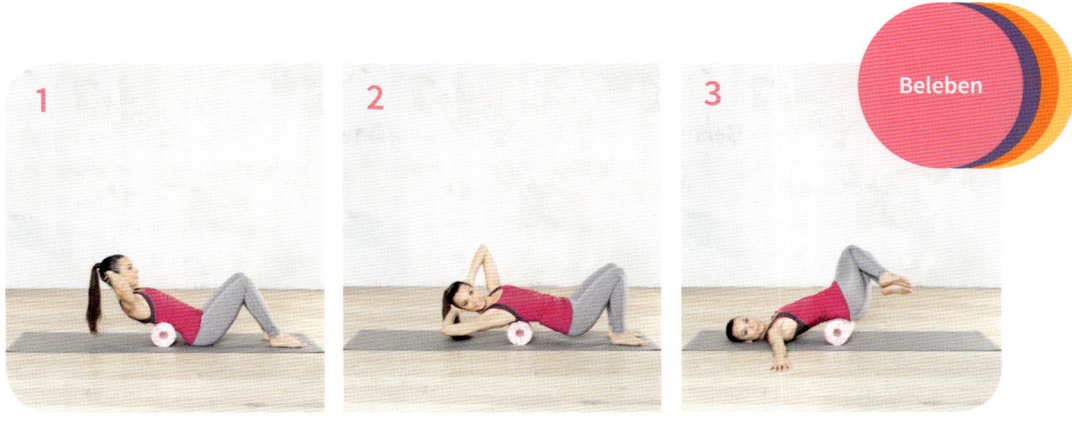

Beleben

# Den Rücken ausrollen

**Tool:** große Faszienrolle mit glatter Oberfläche

**1** Legen Sie sich auf den Rücken, stellen Sie die Füße auf und platzieren Sie die Rolle unterhalb Ihrer Schulterblätter. Die Hände verschränken Sie im Nacken und die Ellenbogen zeigen nach außen. Nun drücken Sie die Füße deutlich auf den Boden und heben dadurch das Becken ein wenig vom Boden ab.

**2** Spielen Sie mit kleinen Anschmiegebewegungen Ihres oberen Rückens in die Rolle hinein, mal höher, mal seitlich verdrehend.

**3** Schieben Sie die Rolle nun weiter nach unten in Richtung Lendenwirbelsäule und legen Sie den Oberkörper am Boden ab, die Arme seitlich ausstrecken. Ziehen Sie die Knie zur Brust und rollen Sie den unteren Rücken beherzt aus. Drehen Sie den Kopf nach rechts, wenn Sie Ihre Knie zur linken Seite fallen lassen, und umgekehrt. Rollen Sie hinab bis an die Pomuskeln und wieder hinauf. Ähnlich einem Bär, der sich genussvoll am Baum schubbert.

# 5.

# Die Plantarsehnen-Fersenpolster-Achillessehnen-Kette

Wie wichtig eine kräftige Fußmuskulatur ist und wie ungünstig sich Knochenfehlstellungen im Fuß auswirken können, darüber sind Sie sicher einigermaßen im Bilde. Dass aber eine kräftige Bindegewebsschicht die gesamte Fußsohle bedeckt und diese Plantarfaszie unter anderem für die Spannung des Fußgewölbes ausschlaggebend ist, wissen meist nur Insider. Das Kennzeichen der gesunden Plantarfaszie ist ihre hohe Festigkeit. Wäre die Fußsohle nachgiebig wie eine Gummischlange, würden wir uns auch so fortbewegen, nämlich kriechend.

Die nächste herausragende Struktur für den elastisch federnden Gang ist die Achillessehne. Beim Gehen, Laufen, Hüpfen und Springen verlängert und verkürzt sie sich wie ein elastisches Gummiband und ermöglicht federnde Sprünge à la Känguru. Unsere durch Unterforderung degenerierten *Gummischlangen-Füße* und schwachen Achillessehnen benötigen eine gezielte Kräftigung, um zu ihrer natürlichen kraftvollen, elastischen Spannung zurückzufinden. Diese elastischen Strukturen sollten Sie geduldig in den kommenden Monaten aufbauen – wir zeigen Ihnen in den folgenden Übungen, wie das geht.

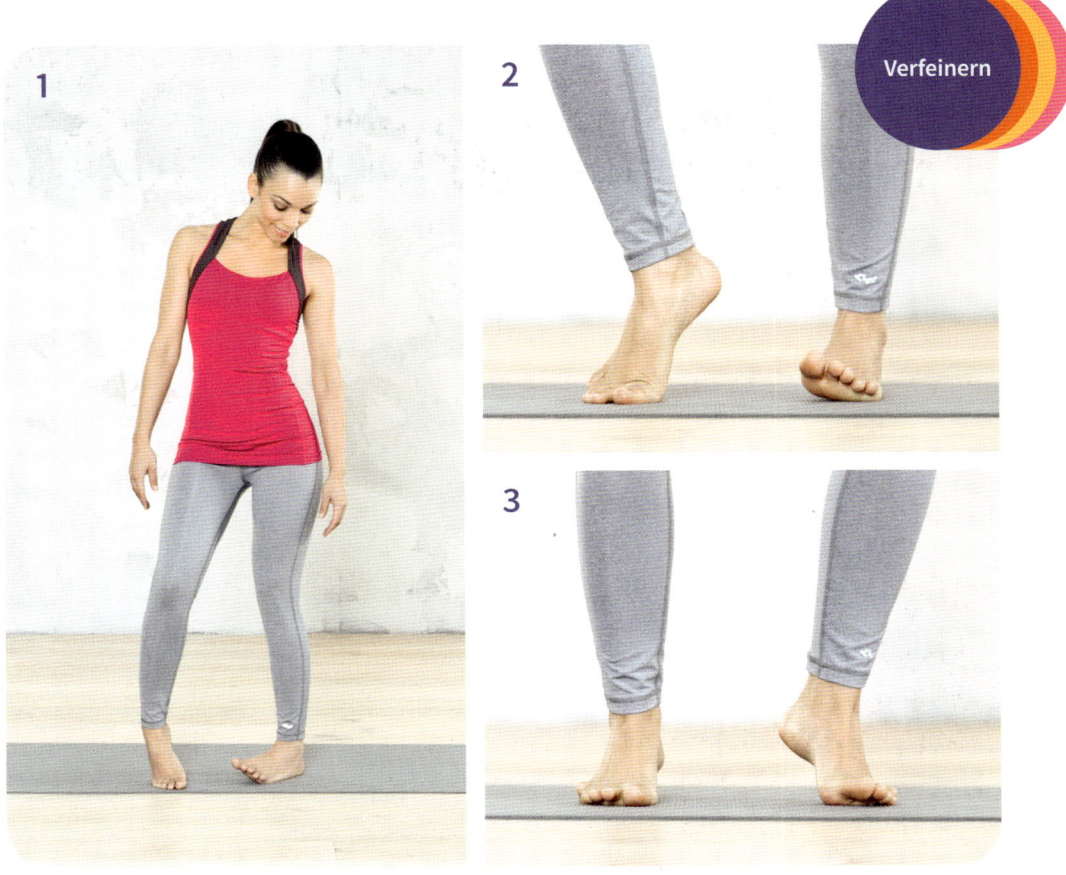

Verfeinern

# Der Fußflow

**1, 2 und 3** Experimentieren Sie im Stehen mit vielseitigen kleinen Fußbewegungen. Dabei bleibt der Fuß nahe am Boden. Verlagern Sie Ihr Gewicht fließend mal auf die Außenseite, mal auf einen Teil des Mittelfußes, mal weiter nach innen.

Fahren Sie die (Zehen-)Krallen aus und heben Sie nacheinander jeden einzelnen Zeh an, so als ob Sie diesen nach vorne verlängern wollten.  Herausfordernd wird's bei Zeh Nummer drei und vier. Je mehr kleine Winkel und anschmiegende Druckkontakte Sie beim Bodenkontakt finden, umso stimulierender für die zahlreichen auf spürende Neuigkeiten ausgerichteten Wahrnehmungsfühler Ihrer Plantarfaszie.

Die Belohnung folgt auf dem Fuße: Mit einer derart lebendigen Fußsohle steht, geht und hüpft es sich um ein Vielfaches stabiler und leichter.

**Federn**

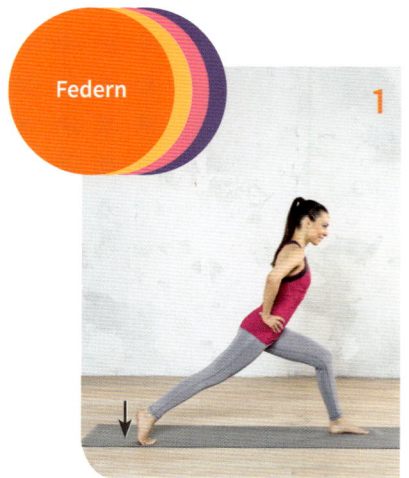 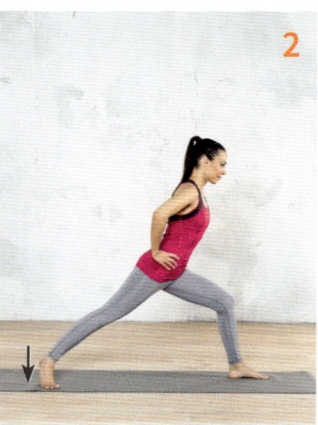 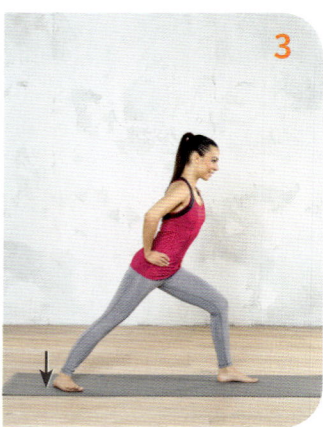

1      2      3

# Die Plantarfaszie und die Achillessehne kräftigen

**1** Machen Sie mit dem linken Fuß einen großen Ausfallschritt nach vorne. Richten Sie das Knie über dem Knöchel aus und strecken Sie das rechte Bein so weit nach hinten aus, dass Sie den Vorderfuß fest auf den Boden drücken und die Ferse entlasten können. Die Hände stützen Sie in die Hüfte. Wippen Sie jetzt mit Ihrer rechten Ferse nach unten. Der Impuls kommt von der nach oben angehobenen Ferse, die blitzschnell nach unten federt. Nutzen Sie den kurzen Bodenkontakt, um in die Achillessehne zu federn.

**2** Ändern Sie die Position des rechten Beins, um unterschiedliche Anteile der Achillessehne zu stimulieren, setzen Sie Ihren Fuß etwas weiter nach außen, nach innen oder schräg auf.

**3** Heben Sie zusätzlich die Zehen an, während Sie in die Achillessehne wippen, um die Plantarfaszie noch deutlicher einzubeziehen. Jetzt wechseln Sie die Seite, um das linke Bein zu trainieren.

Trainieren Sie 3, 5, 7 oder 10 Wiederholungen je Variante, steigern Sie sich langsam.

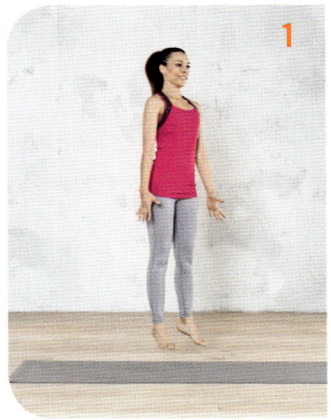
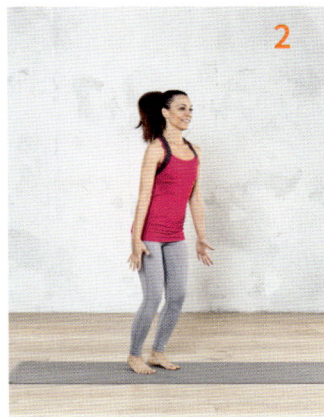
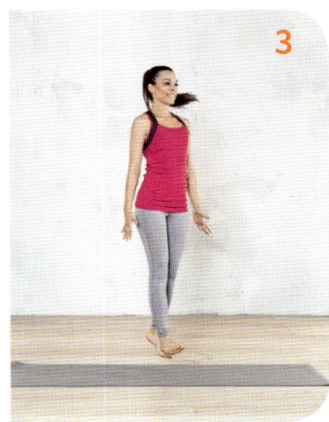

# Der Känguru-Jump

**1 und 2** Spannen Sie Ihren Cat-Bodysuit auf und halten Sie diese Rundum-Körperspannung bei allen elastischen Sprüngen. Springen Sie mit beiden Beinen nach oben in die Luft und kommen Sie mit fast gestreckten Knien wieder auf. Werden Sie zu einem auf und ab hüpfenden Gummiball. Hier entscheiden die Intensität der Körperspannung, die nur leicht gebeugten Knie und der kurze Bodenkontakt, ob Sie die elastischen Achillessehnen und Beinfaszien trainieren oder eher die Muskulatur.

**3** Spielen Sie mit Varianten, indem Sie mit beiden Beinen in unterschiedlichen Fußpositionen landen und abspringen.

Trainieren Sie 3, 5, 7 oder 10 Sprünge, steigern Sie sich langsam.

# Der Hopserlauf

Sie springen auf der Stelle von einem Bein auf das andere und nehmen abwechselnd ein Knie nach oben. Spannen Sie dabei Ihre Hände und Finger auf, winkeln Sie die Arme an und führen Sie die Unterarme schnell wechselnd nahe am Körper entlang.

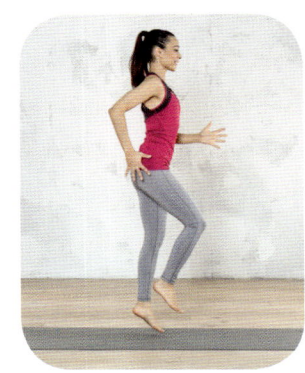

Trainieren Sie 10 bis 15 Sprünge, langsam steigern.

**Tonisieren**

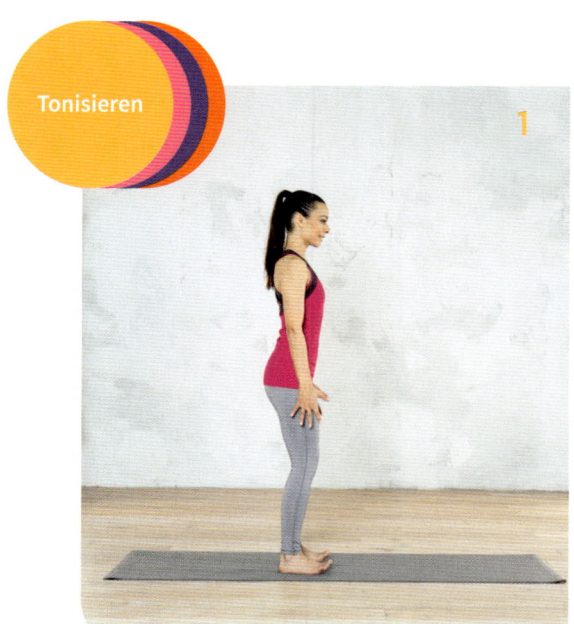
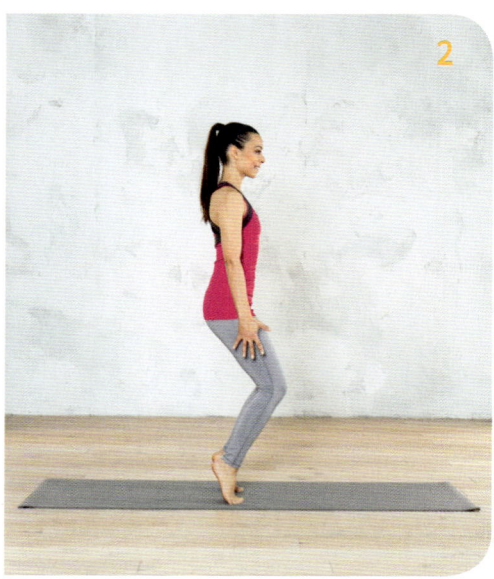

# Die Fußwippe

**1** Wippen Sie im Stehen mit beiden Füßen von der Ferse auf den Vorderfuß. Die Betonung der Bewegungsimpulse geht nach vorne und oben. Bleiben Sie auf dem Vorderfuß stehen, halten Sie diese Position und setzen Sie zusätzliche Minifederungen vom Fußrücken ausgehend nach oben ein.

**2** Als Variante kommen Sie nach vorne bis auf die Zehen.
Diese Übung kräftigt die Verlängerung der Achillessehne, die fürs elastische Federn und Springen wesentliche Aponeurose, und die Wadenmuskulatur. Falls Sie schlanke Waden favorisieren, dann überspringen Sie diese Übung und gehen Sie gleich zur nächsten über. Durchhalten bis zur Erschöpfung. Für erschlaffte Senk- und Plattfüße ist diese Übung ein Muss!

Trainieren Sie jeweils bis zur Erschöpfung der Muskulatur.

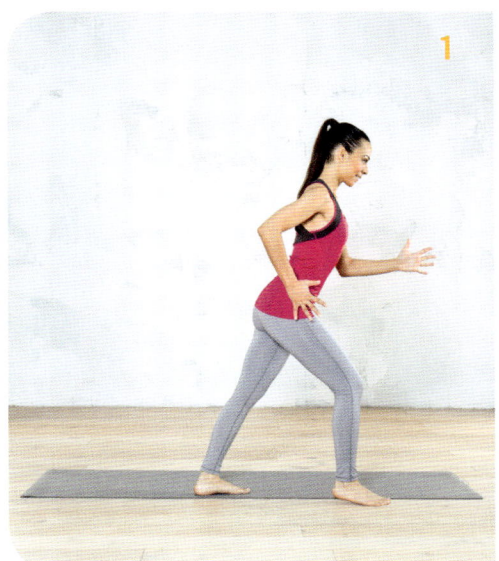 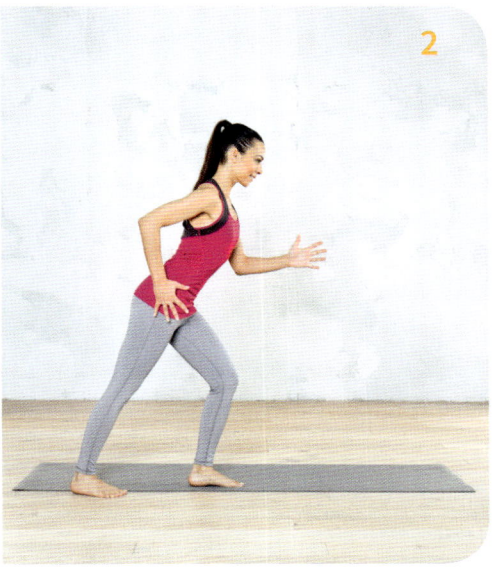

# Mit Zähnen und Klauen

**1** Sie stellen sich in der Schrittstellung auf, Ihr rechter Fuß ist vorne.

**2** Schieben Sie den rechten Fuß jetzt in einer kraftvoll-dynamischen Bewegung nach hinten, so als ob Sie eine tiefe Furche in den Untergrund ziehen wollten. Zeigen Sie dabei Zähne und Klauen – das „Tooth and Teeth"-Prinzip kennzeichnet die zupackende Vitalisierung. Nehmen Sie einen Powersound in der Rückschiebebewegung mit dazu: „Ha". Bringen Sie den rechten Fuß mit einer leichten Wischbewegung über den Boden wieder in die Ausgangsposition und schieben Sie ihn dann erneut mit Zähnen und Klauen nach hinten. Wechseln Sie die Seite und trainieren Sie im Anschluss mit dem linken Fuß.

Trainieren Sie jede Seite bis zur Erschöpfung der Muskulatur.

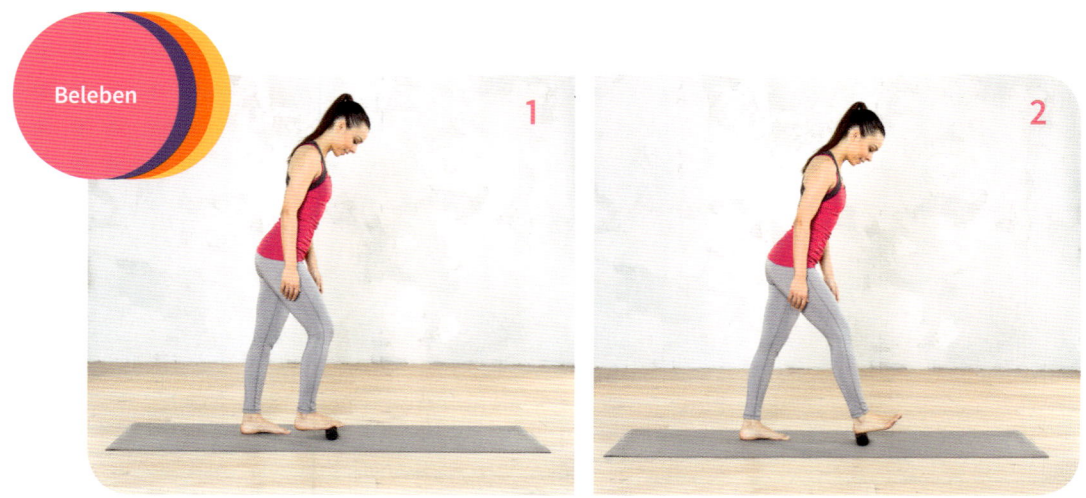

# Die Plantarfaszie ausrollen

**Tool:** Minirolle (alternativ ein Tennisball)

**1** Legen Sie sich die Minirolle auf der Höhe der Zehenballen unter den rechten Fuß. Verlagern Sie Ihr Körpergewicht auf den rechten Fuß und schieben Sie die Rolle mit einer kräftigen Rollbewegung flächig an der Fußsohle entlang bis zur Ferse.

**2** Starten Sie vom Großzehenballen und ziehen Sie die erste Bahn hinab zur Ferse, dann von der Ferse kommend die nächste Bahn zum Ballen des zweiten Zehs hinauf. Von dort geht es in einer dritten Bahn wieder hinab zur Ferse. So rollen Sie in fünf Bahnen bis zum kleinen Zeh die gesamte Fläche der Plantarfaszie aus.

## * Tipp: zwei Roll-Qualitäten *

Die erste Variante ist das Rollen zur Tonisierung. Hier sollte der Druck kräftig und die Rollbewegung zügig sein, um die Spannkraft der Plantarfaszie oder der Achillessehne zu erhöhen.
Mit der zweiten Variante regen Sie die Hydrations- und Regenerationsprozesse an, daher sollte die Rollbewegung langsam und kontinuierlich sein.

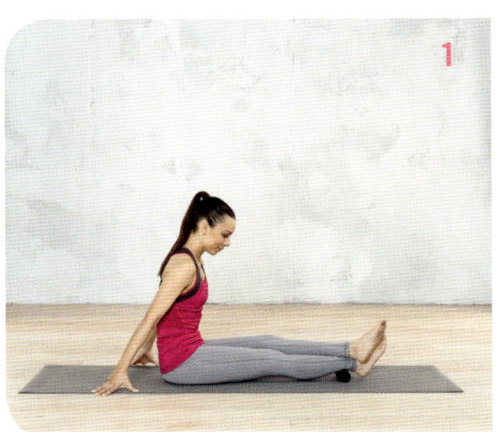 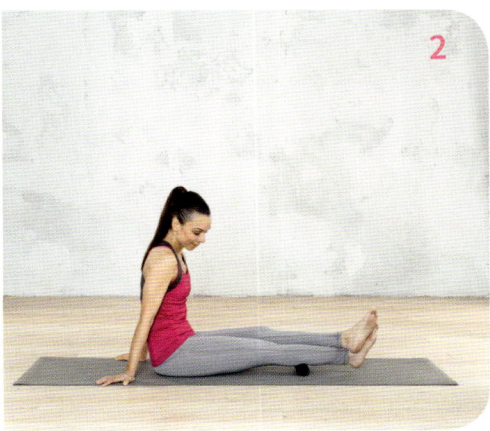

# Die Achillessehne ausrollen

**Tool:** Minirolle

**1** Setzen Sie sich mit gestreckten Beinen hin und stützen Sie Ihre Arme hinter dem Körper auf. Legen Sie nun das linke Bein über das rechte und platzieren Sie die Minirolle auf Fersenhöhe unter dem rechten Bein.

**2** Nun rollen Sie von der Ferse beginnend mit kräftigem und kontinuierlichem Druck bis unterhalb der Kniekehle. Dazu drücken Sie sich minimal mit den Händen vom Boden weg, sodass die Rolle leicht den Unterschenkel entlanggleiten kann. Rollen Sie in mehreren Bahnen hinauf und wieder hinab.

## * Alltagsübung: die Treppenantilope *

Treppenstufen sind ein wunderbares Trainingsgerät für Faszien. Springen Sie die Stufen leichtfüßig und schnell hinauf und auch wieder hinab. Variieren Sie ab und zu die Fuß- und Schrittpositionen. Stellen Sie die Füße mal eher seitlich, nehmen Sie zwei Stufen auf einmal oder springen Sie mit dem Känguru-Jump, also mit beiden Füßen gleichzeitig, die Treppe nach oben. Gute Laune garantiert!

# 6.

# Die Fußgewölbe-Adduktoren-Beckenboden-Kette

In diesem Abschnitt geht es um eine wichtige Stabilisierungskette, die sich vom Fuß und vor allem vom Längsgewölbe über die Adduktoren bis in den vorderen Anteil des Beckenbodens hinein vernetzt.

Die Kräftigung dieser Kette hat weitreichende Wirkung, denn sie leistet einen wichtigen Beitrag zur Aufrichtung. Ob wir in uns zusammensacken oder uns königlich aufrichten, hängt maßgeblich von der Spannkraft des Beckenbodens ab, der ähnlich einem an den Rändern nach oben gebogenen Trampolin im kleinen Becken elastisch aufgespannt ist. In den vergangenen Jahren haben wir vor allem die muskuläre Kräftigung im Beckenbodentraining betont. Der Verlust an Spannung hängt aber ganz wesentlich von der Fibrotisierung, also dem Sprödewerden und Verkleben, der kollagenen Fasern ab. Dadurch geht federnde Widerstandskraft verloren. Das vormals straff gespannte Trampolin wird zur ausgeleierten Hängematte.

Mit diesem erweiterten Verständnis und einem innovativen Ansatz trainieren wir heute anders, um gezielt die faszialen elastischen Anteile des Beckenbodens zu kräftigen.

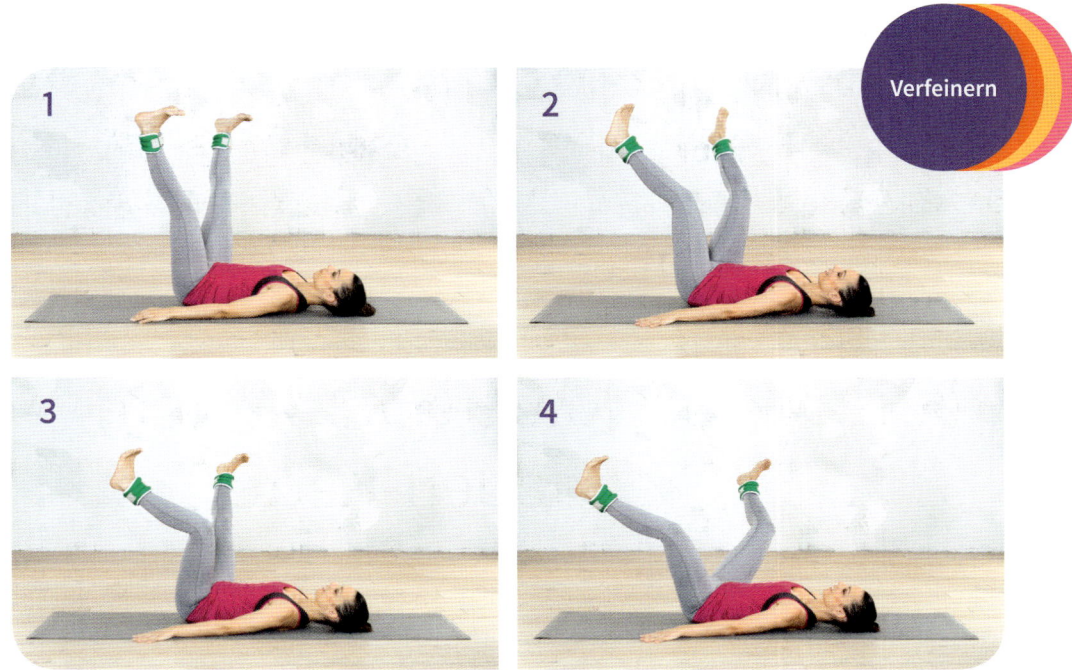

Verfeinern

# Die Adduktoren und den Beckenboden wecken

**Tool:** Gewichtsmanschetten

**1** Fixieren Sie die Gewichtsmanschetten an Ihren Fußgelenken und legen Sie sich auf den Rücken, die Arme neben dem Körper ausstrecken. Achten Sie darauf, dass der untere Rücken am Boden aufliegt und Sie nicht ins Hohlkreuz gehen. Spreizen Sie die Beine in eine V-Position, die Beine sollten nicht zu weit auseinander sein – der Fokus liegt weniger auf der Dehnung der Innenseiten als vielmehr auf dem *Anknipsen* der Wahrnehmung bis in den Beckenboden hinein.

**2, 3 und 4** Beugen Sie leicht Ihre Knie, drehen Sie die Beine in fließenden Bewegungen mal mehr nach innen, dann etwas weiter nach außen und erweitern Sie auch den Winkel zwischen den Beinen sachte und kontrolliert. In Bereichen, an denen Ihre Beine regelrecht wegsacken, werden Sie langsamer und noch fließender und holen diese *blinden Flecke* in Ihr Körperbewusstsein zurück.

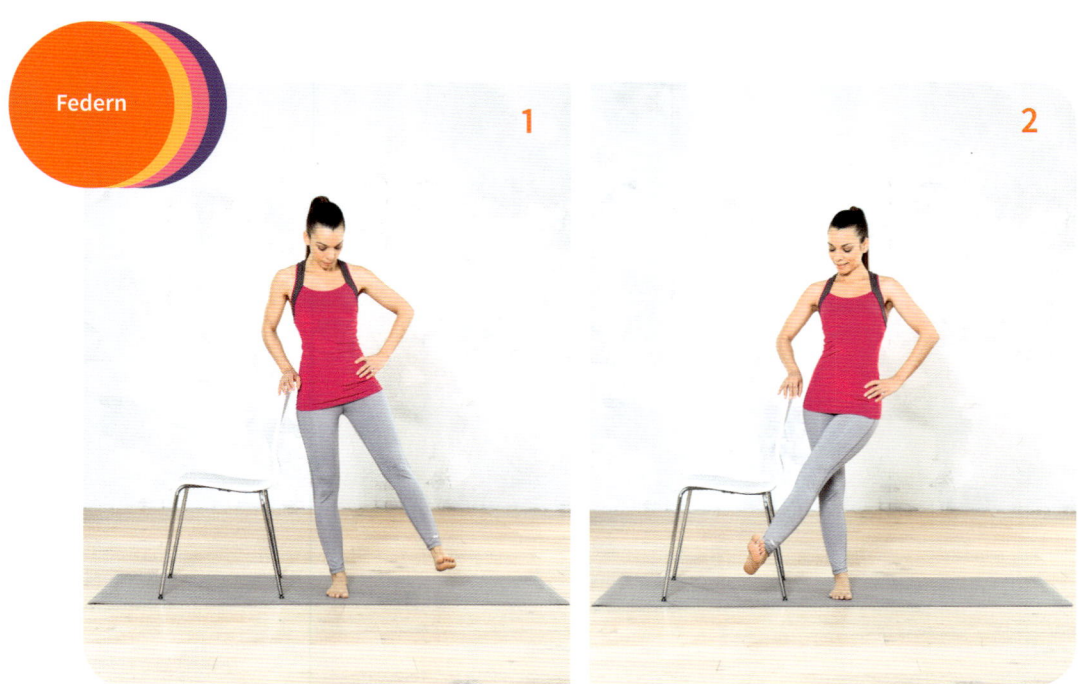

**Federn**

1

2

# Der Adduktoren-Kick – leicht

**1 und 2** Stellen Sie sich neben einen Stuhl, die Beine sind hüftbreit auseinander. Jetzt beginnen Sie, mit dem linken Bein vor dem Körper am rechten Bein vorbeizuschwingen, die Fußspitze dabei zum Körper hin ziehen. Stabilisieren Sie Ihren Stand, indem Sie sich leicht an der Stuhllehne abstützen. Wechseln Sie die Seite und trainieren Sie im Anschluss mit dem rechten Bein.

Trainieren Sie 3, 5, 7 oder 10 Wiederholungen je Seite, steigern Sie sich langsam.

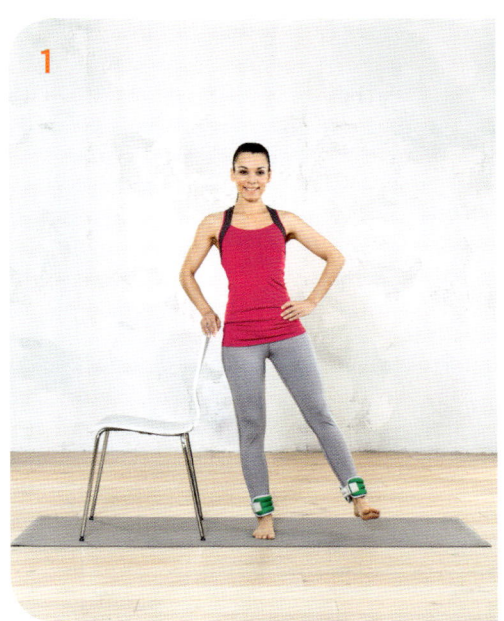
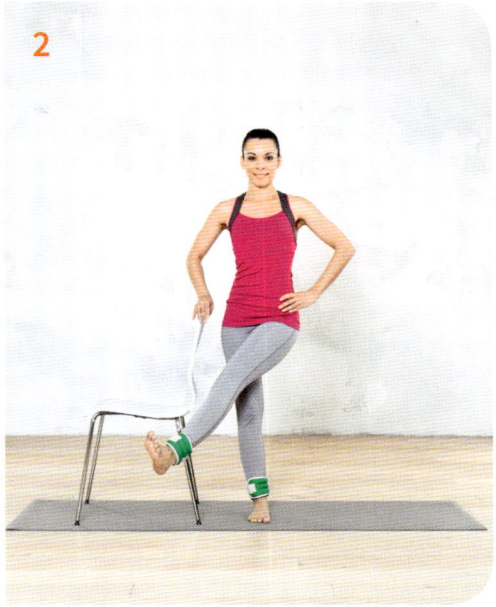

# Der Adduktoren-Kick
# mit Gewichtsmanschette – intensiv

**Tool:** Gewichtsmanschetten

**1 und 2** Eine Steigerung erreichen Sie, wenn Sie mit Gewichtsmanschetten an den Fußknöcheln trainieren. Dann wird die kollagene Kette der Innenseite noch intensiver geladen.

**Variante:** Falls Sie ein Polster oder einen Medizinball zur Hand haben, können Sie auch mit diesem Tool arbeiten und es mit dem Seitschwung wegkicken – ein Plus beim Straffen dieser Kette.

Trainieren Sie 3, 5, 7 oder 10 Wiederholungen je Seite, steigern Sie sich langsam.

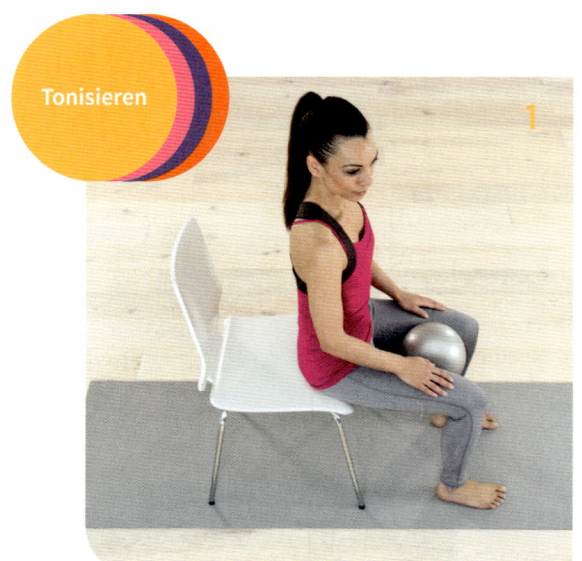
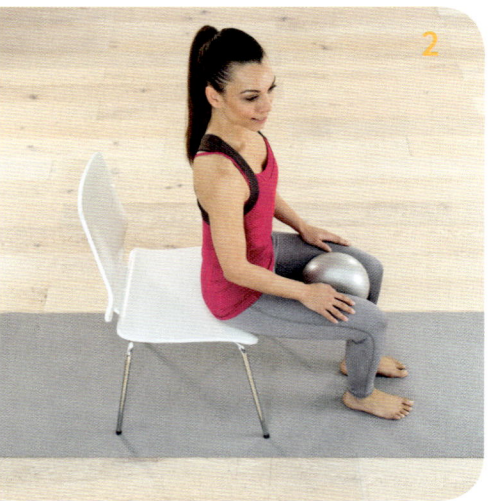

**Tonisieren**

# Der Adduktorenstraffer – leicht

**Tool:** Overball oder Miniball (alternativ ein zusammengerolltes Handtuch)

Setzen Sie sich auf die vordere Kante eines Stuhls; spüren Sie dabei Ihre Sitzbeinkno-chen, dann ist das Steißbein entlastet und die Haltung korrekt.

**1** Jetzt klemmen Sie den Ball zwischen Ihre Oberschenkel und pressen ihn über den Druck der Innenseiten federnd zusammen. Als Powersound ein scharfes „Tz" wäh-rend der Belastungsphase ausatmen.

**2** Zum Abschluss der Übung halten Sie den Ball fest zusammengedrückt und wippen mit 15 schnellen Minifederungen in diese Endposition hinein.

Trainieren Sie bis zur Erschöpfung der Muskulatur.

**1**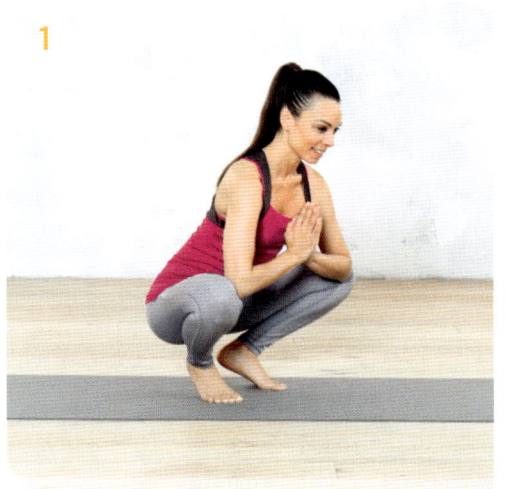
**2**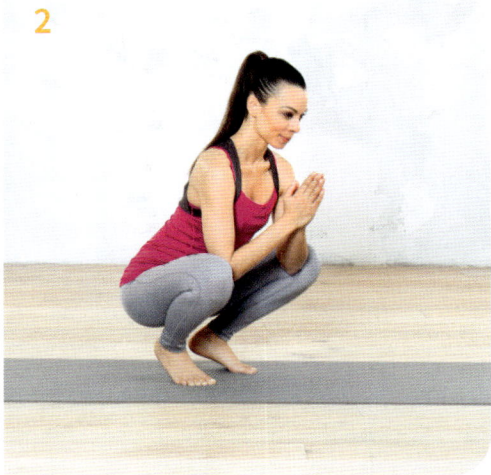

# Der Adduktorenstraffer – mittelschwer

**1** Gehen Sie in den Hocksitz und heben Sie die Fersen vom Boden ab. Legen Sie Ihre Handflächen in Gebetshaltung aneinander und klemmen Sie die Unterarme so zwischen Ihre Oberschenkel.

**2** Nun bauen Sie eine Spannung auf, indem Sie mit den Innenseiten der Oberschenkel gegen die Arme drücken, die Handflächen pressen weiterhin aneinander. Gegen den Widerstand der Arme mit den Schenkelinnenseiten federn. Die Bewegung der Oberschenkel ist klein und konzentriert.

Trainieren Sie bis zur Erschöpfung der Muskulatur.

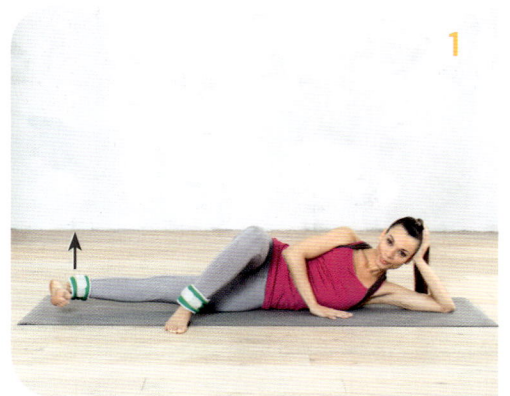 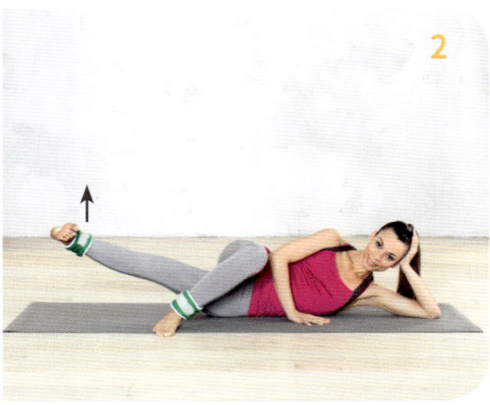

# Der Adduktorenstraffer mit Gewichtsmanschette – intensiv

**Tool:** Gewichtsmanschetten

**1** Bei dieser Übung trainieren Sie mit Gewichtsmanschetten an den Fußknöcheln. Legen Sie sich auf Ihre linke Seite und stützen Sie Ihren Kopf mit der linken Hand ab, den rechten Arm können Sie vor den Oberkörper aufstützen. Das linke Bein ausstrecken, das rechte nach vorne aufstellen. Jetzt heben Sie Ihr linkes Bein wenige Zentimeter vom Boden ab, ziehen die Zehen an und wippen mit kleinen Minifederungen in Richtung Zimmerdecke.

**2** Heben Sie das Bein zum Abschluss noch etwas weiter nach oben an und intensivieren Sie die Wirkung mit 10 zusätzlichen Minifederungen.

**Tipp:** Variieren Sie leicht die Fußpositionen des federnden Beins, um möglichst viele Bereiche des Netzwerkes zu trainieren. Wechseln Sie die Seite und trainieren Sie im Anschluss mit dem rechten Bein.

Trainieren Sie jede Seite bis zur Erschöpfung der Muskulatur.

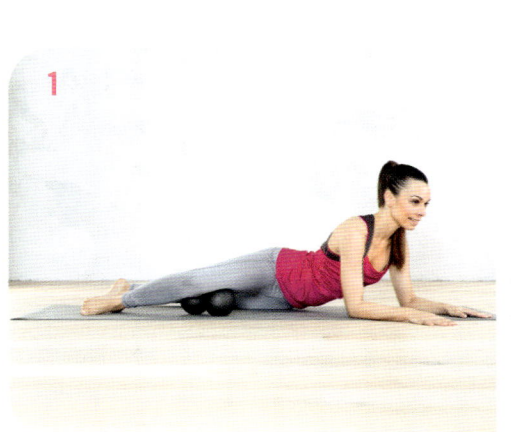
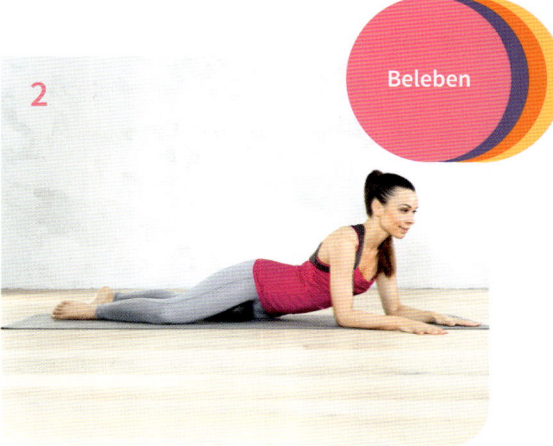

Beleben

# Die Beininnenseite ausrollen

**Tool:** große Faszienrolle mit glatter Oberfläche oder großer Duoball

**1** Legen Sie sich auf den Bauch und stützen Sie sich auf Ihre Unterarme. Winkeln Sie das rechte Bein an und legen Sie die Rolle oder den Duoball oberhalb des Knies unter den Oberschenkel. Jetzt rollen Sie mit langsam schmelzendem Druck die Oberschenkelinnenseite aus, bis zum Hüftgelenk hinauf und wieder hinab.

**2** Mit dem Duoball ist es möglich, noch ein Stückchen weiter nach innen und oben, bis an den Schambeinast, zu rollen. Der Schambeinast ist die knöcherne Verbindung zwischen dem Schambein vorne und dem Sitzbein hinten. Hier erreichen Sie dann bereits Beckenboden-Terrain.

## *Alltagsübung: der Taschen-Squeeze*

Während Zug-, Bus- oder U-Bahnfahrten können Sie problemlos eine kleine kräftigende Adduktoren-Beckenboden-Einheit einlegen. Nehmen Sie Ihre Tasche zwischen die Knie und drücken Sie diese langsam und federnd zusammen. Ich bin mir sicher, niemand wird bemerken, was Sie da tun – und Ihr Beckenboden wird es Ihnen elastisch federnd danken.

# 7.

# Das Cellulite-Special:
# die Fascia lata

Daran denken viele Frauen sofort, sobald sie das Wort Bindegewebe hören: Cellulite.

In Verbindung mit täglichen Kampfeinsätzen am verhassten Oberschenkel – mit Bürstenmassagen, kalten Güssen und der Anwendung allerhand teurer Artikel der Besserung versprechenden Kosmetikindustrie. Egal welch beeindruckende, scheinbar wissenschaftliche Formel den Tiegel ziert, bis dato gibt es keinen seriösen Beleg dafür, dass Anti-Cellulite-Produkte das Bindegewebe wirklich nachhaltig straffen. Keine noch so ausgeklügelte Rezeptur in einer Creme, Lotion oder Tinktur kann ersetzen, was sportliche Aktivität hingegen leisten kann.

Um aufrichtig zu sein: Es gibt bislang auch noch keine wissenschaftliche Untersuchung zum Faszientraining im Hinblick auf eine Gewebeverbesserung bei Cellulite. Dennoch können wir hier mit den Erkenntnissen der Faszienforschung klare Hinweise geben, welche Art von Behandlung und Bewegung die kollagenen Strukturen gezielt und nachhaltig kräftigt.

# Bindegewebe, Cellulite und straffe Oberschenkel

Cellulite zeigt sich dort, wo unter der Haut befindliche Fettdepots auf schwaches Bindegewebe treffen. Schwach bedeutet in Bezug auf die kollagenen Fasern zu weich und damit zu wenig stützend. Bei der Entstehung von Cellulite spielt zunächst die genetische Disposition eine wesentliche Rolle, außerdem verstärkt der Einfluss von Östrogen die Nachgiebigkeit der Gewebe. Daher sind Frauen die geeigneteren Kandidaten für das sogenannte Matratzenphänomen am Oberschenkel, selten trifft das Männer.

Die kollagene Architektur ist bei Frauen zudem weniger scherengitterartig ausgeprägt und weniger stark in unterschiedliche Richtungen vernetzt, und die Kollagenfibrillen, die feinsten Kollagenfasern, sind weitmaschiger angeordnet. Dadurch vergrößern sich die Abstände zwischen den einzelnen Maschen und so können sich Fettzellen darin in größeren Ansammlungen zusammenballen. Ist das Bindegewebe der den Oberschenkel umgebenden Hülle, der Fascia lata, nun zu weich und zu nachgiebig, beulen sich größere Fettpolster am Oberschenkel zu unschönen Dellen aus.

Bei Sportlerinnen und Frauen mit generell festem Bindegewebe wirkt dem jedoch speziell die breite Verstärkung der Fascia lata – der Tractus iliotibialis, auch salopp IT-Band oder konservativer Oberschenkelbinde genannt – mit einer kräftigen Struktur entgegen. In diesem dichten und starken Bindegewebsnetzwerk sind die kollagenen Maschen scherengitterartig verwebt und die Fettzellen werden durch zahlreiche engmaschige Verzweigungen in einem straffen Netz in Schach gehalten.

Diese Frauen haben die ersehnten straffen Oberschenkel, leiden dafür aber eher an dem sogenannten Läuferknie, einer Überlastungsvariante des IT-Bandes, das verfilzt und zu straff gespannt wird. Das Problem Cellulite kennen Athletinnen nicht. Fazit: Ein kräftiges IT-Band und Cellulite schließen sich gegenseitig aus.

# Die Erfolgsformel für das Straffen des Oberschenkels

Auch beim Thema Oberschenkelstraffung wenden wir unsere bewährte Erfolgsformel an. Mit den oben beschriebenen Erkenntnissen stürzen wir uns voller Elan auf die Kräftigung der Fascia lata und damit stehen die beiden aktiven Aspekte des Trainings im Vordergrund: die elastische Federung und die muskuläre Straffung.

Das IT-Band gilt im kollagenen Verbund mit der Plantarfaszie und der Achillessehne als *Meisterfaszie* für den zweibeinigen Gang. Bei einem krabbelnden Kleinkind ist die Außenseite des Oberschenkels noch ungeformt und die Faszie weich. Erst in der Auseinandersetzung mit der Schwerkraft, im Stehen, beim Rennen und Hüpfen bildet sie sich derart kräftig heraus. Einem kräftigen IT-Band, das sich aus der Fascia lata speziell an der Außenseite des Oberschenkels herausformt, verdanken wir es, dass wir uns auf einem Bein stabilisieren können – eine grundlegende Voraussetzung für den zweibeinigen Gang und das *Langlauftier* Mensch.

„Use it or lose it" heißt jedoch das unerbittliche Gesetz der Gewebedynamik, „Nutze oder verliere es". Stundenlanges Rumhocken, egal aus welchen gewichtigen karrierebedingten Gründen, hat seinen Preis. Es ist ganz einfach: Dynamische, federnde Beinbewegungen und muskuläres Tonisieren entscheiden über schlaffe oder straffe Oberschenkel. Aus diesem Grund haben wir beim Cellulite-Programm diese beiden Elemente GROSSgeschrieben und trainieren sie ausgiebiger als die anderen beiden. Falls Sie straffe Oberschenkel haben wollen, dann raus aus der Komfortzone und hinein ins Laufen, Hüpfen und Springen! Das strafft den Oberschenkel und macht zudem richtig Spaß.

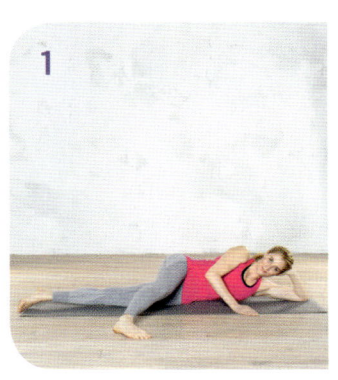 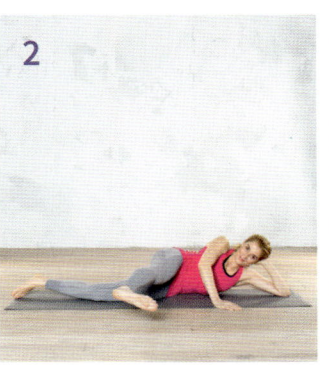 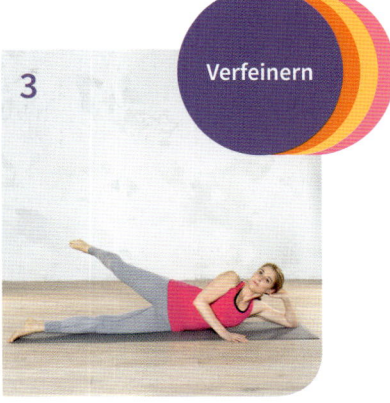

**Verfeinern**

# Das Tentakelbein

**1** Legen Sie sich auf Ihre linke Seite und stützen Sie Ihren Kopf mit der linken Hand ab, mit der rechten können Sie sich vor dem Oberkörper stabilisieren. Das linke Bein strecken, das rechte lang vor den Körper ablegen. Drücken Sie den rechten Fuß aktiv auf den Boden, sodass die große Zehe, die kleine Zehe und die Außenseite der Ferse festen Bodenkontakt haben. Der Fuß soll sich über diese drei Punkte quasi am Boden festsaugen und die Oberschenkelaußenseite in ganzer Länge unter Spannung bringen.

**2** Heben Sie Ihr rechtes Bein an und beugen Sie leicht das Knie, ohne jedoch die Grundspannung zu verlieren. Beginnen Sie jetzt, das Bein abwechselnd nach hinten und nach vorne zu schieben. Dabei führt der Fuß die Bewegung an – stellen Sie sich einfach vor, Sie wollten eine imaginäre Pappwand wegschieben.

**3** Hinten angekommen, dehnen Sie sich noch ein bisschen weiter hinaus, einmal über die Ferse und dann über jeden einzelnen Zeh. Suchen Sie fließend neue Winkel-veränderungen und Positionen und bewegen Sie das Bein etwas hinab und hinauf. Ähnlich dem Tentakel eines Tintenfisches, der sich in die Umgebung hinaustastet. Wechseln Sie auf die andere Seite und trainieren Sie dann mit dem linken Bein.

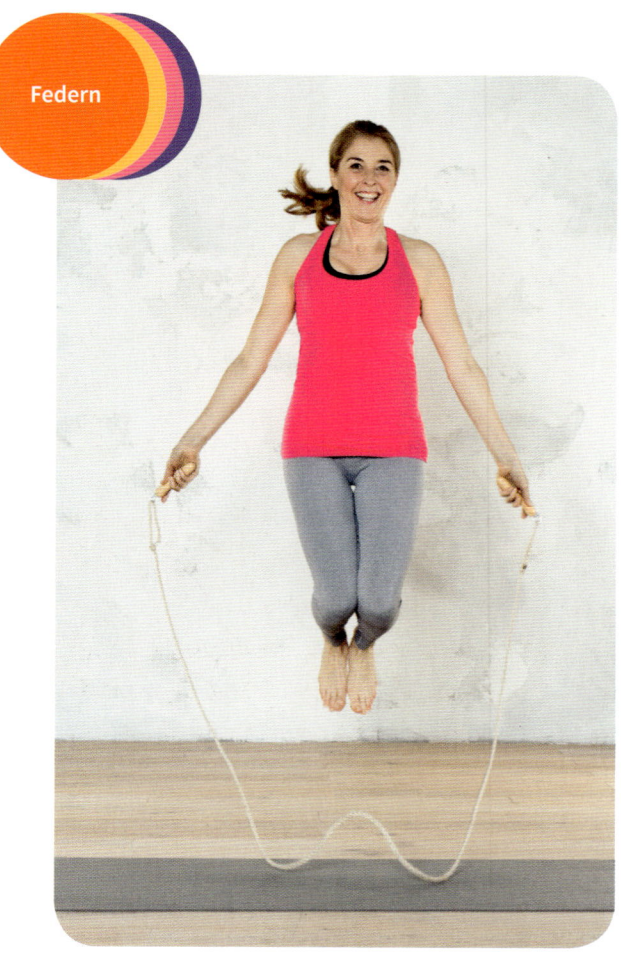

**Federn**

# Das Seilspringen

**Tool:** Sprungseil

Optimaler geht's nicht! Seilspringen ist eine ideale Bewegung zur Kultivierung von elastischen, kräftigen Kollagenfasern. Andere spielerische Hüpfaktivitäten aus unserer Kindheit übrigens auch: Gummitwist zum Beispiel oder das Spiel „Himmel und Hölle", bei dem es gilt, in die mit Kreide auf dem Gehsteig aufgemalten Felder zu hüpfen – bevorzugt auf einem Bein (!).
Falls Sie seit Ihrer Kindheit nicht mehr seilgesprungen sind, dauert es manchmal eine Weile, bis die Koordination der Arm-, Handgelenks- und Beinbewegung wieder sitzt.
Das zu üben lohnt sich jedoch, denn Sie können das Seil überall hin mitnehmen und abwechslungsreich einsetzen. Als belebendes 10-Minuten-Intermezzo im nahe gelegenen Park oder Hinterhof oder als dynamische Zwischeneinlage während der Joggingrunde. Der gesunde Nebeneffekt: Zum straffen Oberschenkel gesellen sich ein verbesserter Kreislauf und gute Laune dazu.

Eine Bezugsquelle für geeignete Sprungseile und einen „Himmel und Hölle"-Ersatz als faltbares Auslegetool aus dem Functional-Fitness-Bereich finden Sie auf Seite 187. Planen Sie als Minimum zweimal pro Woche 10 Minuten dynamisches Sprungtraining ein. Um nachhaltig elastische und kräftige Kollagenfasern aufzubauen, sollten jedoch mindestens 48 Stunden Pause zwischen den dynamisch federnden Einheiten liegen.

# Der Känguru-Jump – intensiv

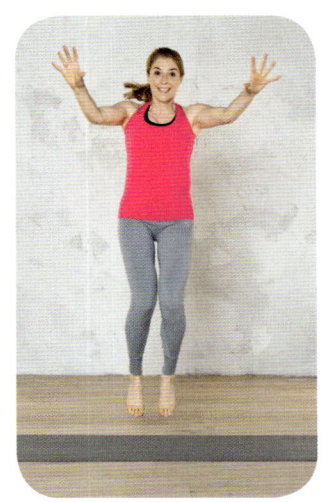

Die leichte Version des Känguru-Jumps kennen Sie bereits aus dem vorherigen Kapitel (siehe Seite 147). Wiederholen Sie diese für den Anfang und gehen Sie später zu der intensiven Variante über.

Springen Sie mit beiden Beinen nach oben in die Luft und kommen Sie mit fast gestreckten Knien wieder auf. Werden Sie zu einem auf und ab hüpfenden Gummi-ball. Die Intensität der Körperspannung und der kurze Bodenkontakt sind entscheidend für das Training der elastischen Strukturen.

Bei der Intensiv-Variante springen Sie mit drei beid-beinigen Hüpfern nach vorne und wieder zurück. Strecken Sie dabei die Arme nach vorne aus und halten Sie Ihren ganzen Körper unter Spannung, sprichwörtlich bis an die Haarspitzen. Begleiten Sie die Hüpfer mit kraftvollen „Ha"-Powersounds.

Trainieren Sie 3, 5, 7 oder 10 Sprünge je Variante, steigern Sie sich langsam.

# Der Hopserlauf – intensiv

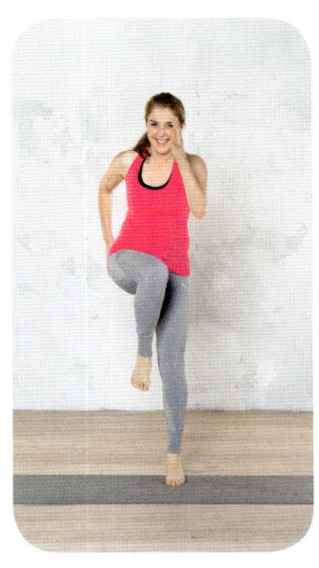

Auch diese Grundübung kennen Sie bereits (siehe Seite 147), jetzt steigern Sie jedoch die Intensität. Sie springen auf der Stelle von einem Bein auf das andere und nehmen abwechselnd ein Knie nach oben. Spannen Sie den Cat-Bodysuit auf, indem Sie Hände und Finger aufspannen und die Unterarme wechselnd nahe am Körper entlangführen.

Trainieren Sie 10 bis 15 Sprünge in maximalem Tempo, die Sprünge folgen so schnell wie möglich hintereinander.

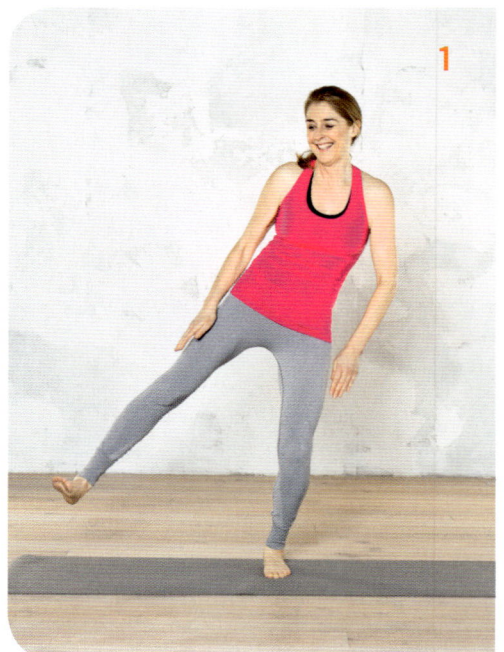 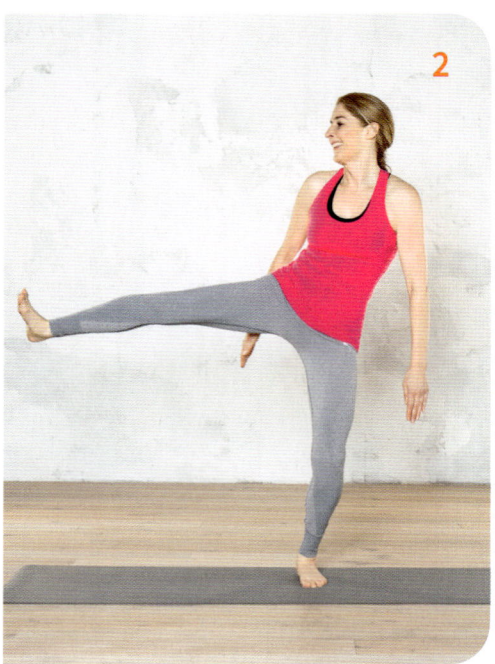

# Der federnde Einbein-Kick

**1 und 2** Verlagern Sie nun das Gewicht auf Ihr linkes Bein und hüpfen Sie weiter. Die Ferse des linken Fußes bleibt in der Luft, Sie landen nur auf dem Vorderfuß. Mit dem rechten Bein setzen Sie kleine, knackige Kicks zur Seite – nach unten als auch so weit wie möglich nach oben. Dann auf das rechte Bein wechseln und die Kicks mit dem linken Bein ausführen.

Trainieren Sie 3, 5, 7 oder 10 Wiederholungen je Seite, steigern Sie sich langsam.

# * Tipps fürs Sprung- und Lauftraining *

**Woche 1:** Falls Sie lange keine federnden Sprünge mehr trainiert haben, beginnen Sie mit einer kurzen intensiven Übungsfolge. Starten Sie mit 2 Minuten Seilspringen, legen Sie danach eine halbe Minute Pause ein und schließen Sie dann den leichten Känguru-Jump und den federnden Einbein-Kick an.

**Woche 2:** Die Abfolge der Übungen bleibt gleich, aber nun pausieren Sie erst nach den Einbein-Kicks. Dann die gesamte Übungsfolge noch einmal wiederholen. Im Idealfall trainieren Sie diesen Ablauf jetzt dreimal in der Woche.

**Woche 3:** In der darauffolgenden Woche steigern Sie den Umfang etwas und bauen noch den Hopserlauf in Ihr Programm ein. Für zusätzliche Intensität sorgt ein drittes Set der gesamten Übungsfolge.

**Woche 4:** In dieser Woche steht auch Joggen auf Ihrem Trainingsplan. Trainieren Sie die bekannte Übungsfolge und gehen Sie daneben zweimal pro Woche laufen. Es genügen 10 Minuten, allerdings bauen Sie dabei kurze Sprinteinheiten ein. Starten Sie mit 5-Schritte-Sprints, dann einige Schritte locker traben und noch zwei weitere kurze Sprints einlegen. Steigern Sie die Sprints im Laufe der kommenden Wochen dann auf 25 Schritte und bauen Sie diese Sprints zweimal während Ihrer Laufrunde ein.

Trainieren Sie abwechslungsreich! Mischen Sie die Übungen zur elastischen Federung immer wieder neu. Dann bleibt das Training für Sie interessant und Sie setzen neue Reize für die Kollagensynthese. Trainieren Sie drei Monate lang an drei festen Tagen mindestens 10 Minuten lang Sprünge und Laufelemente. Die Oberschenkelkontur wird nicht auf die Schnelle verbessert, aber in diesem Zeitfenster ist mit einer deutlich spürbaren und sichtbaren Straffung der Kontur zu rechnen.

Wichtig für den nachhaltigen Aufbau der Kollagenfasern in der gesunden Scherengitter-Struktur: Die Regenerationszeit von jeweils 48 Stunden zwischen den Belastungsphasen unbedingt einhalten!

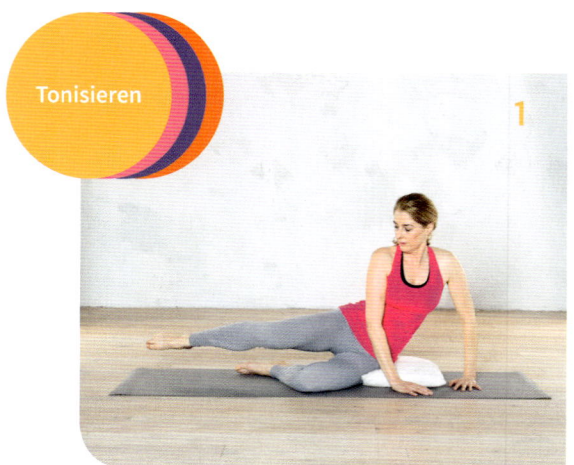
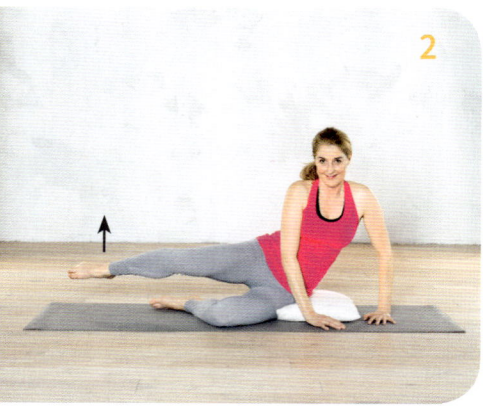

Tonisieren

# Der Oberschenkelstraffer – leicht

Beginnen Sie bei den folgenden Übungen zum Straffen des Oberschenkels mit den leichteren Varianten, diese sind bereits recht herausfordernd, und steigern Sie im Laufe der kommenden Wochen die Intensität. Gönnen Sie sich Abwechslung – dafür haben wir unterschiedliche Tools im Einsatz.

**1** Setzen Sie sich auf Ihre linke Seite, das linke Bein ist vor dem Körper angewinkelt, das rechte ausgestreckt. Das Becken können Sie zum Beispiel wie hier mit einem Kissen abpolstern. Stützen Sie Ihren Oberkörper mit den Armen ab, dann wird's etwas leichter, die Schultern dabei tief und den Scheitel lang ziehen.

**2** Nun heben Sie das rechte Bein an, beugen das Knie und wippen mit kleinen Mini-federungen in Richtung Zimmerdecke. Wechseln Sie die Seite und trainieren Sie im Anschluss mit dem linken Bein.

Trainieren Sie jede Seite bis zur Erschöpfung der Muskulatur.

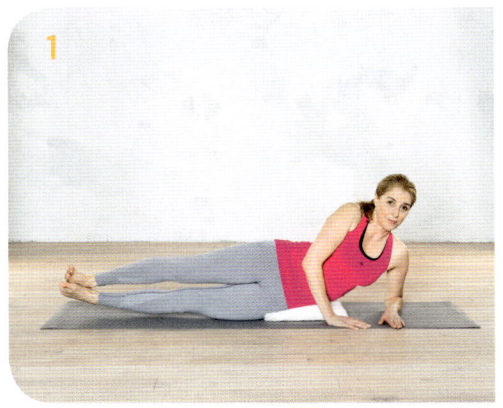 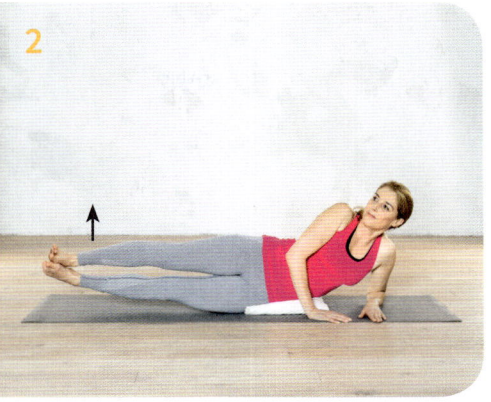

# Der Oberschenkelstraffer – mittelschwer

**1** Sie bleiben in der Seitenlage und strecken nun beide Beine.

**2** Jetzt wippen Sie mit den gestreckten Beinen in Richtung Zimmerdecke, den linken Unterarm können Sie dazu auf dem Boden ablegen, die rechte Hand stützt vor dem Körper. Hier arbeiten Sie mit einem langen Hebel, was recht anfordernd ist und nur für Frauen geeignet, die diese Position stabil halten können. Wechseln Sie im Anschluss die Seite.

Trainieren Sie jede Seite bis zur Erschöpfung der Muskulatur.

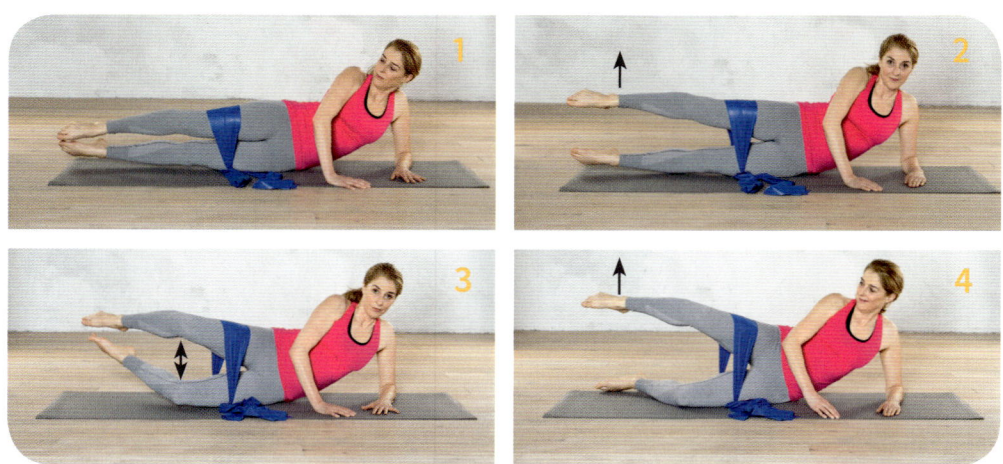

# Der Oberschenkelstraffer
# mit Fitnessband – intensiv

**Tool:** Fitnessband

**1 und 2** Knoten Sie das Fitnessband oberhalb Ihrer Knie fest um Ihre Beine. Gehen Sie wieder in die Seitenlage und stützen Sie sich wie zuvor mit den Armen ab. Nun heben Sie beide Beine vom Boden ab und federn in dieser Position gegen den Widerstand des gespannten Fitnessbandes, das Sie auf Zug lassen.

**3** Jetzt die Knie leicht beugen und federnd gegen den Widerstand des Bandes beide Beine auseinanderdrücken.

**4** Die leichtere Einsteigervariante: Das linke Bein bleibt am Boden und Sie federn nur mit dem rechten Bein nach oben. Wechseln Sie im Anschluss die Seite.

Trainieren Sie jede Variante und jede Seite bis zur Erschöpfung der Muskulatur.

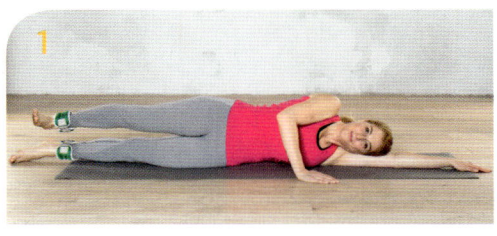
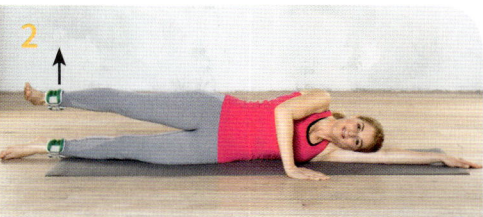
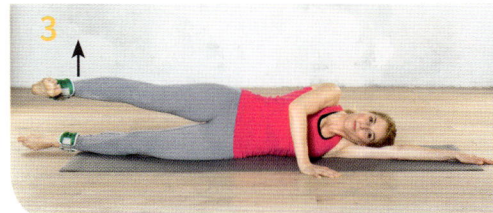
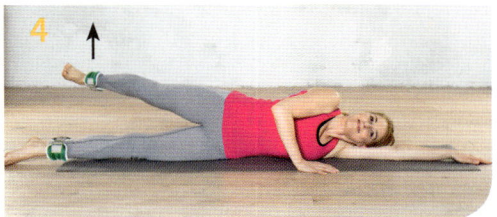

# Der Oberschenkelstraffer
# mit Gewichtsmanschette – intensiv

**Tool:** Gewichtsmanschetten

**1 und 2** Befestigen Sie die Gewichtsmanschetten an Ihren Fußknöcheln. Legen Sie sich auf Ihre linke Seite, den linken Arm ausstrecken und den Kopf darauf ablegen. Mit der rechten Hand können Sie sich, falls nötig, vor dem Oberkörper abstützen. Die Beine sind gestreckt. Heben Sie nun das rechte Bein an und wippen Sie in Richtung Zimmerdecke.

**3** Variieren Sie, indem Sie das rechte Bein nach vorne führen, den Fuß leicht nach innen drehen und in dieser Position wippen.

**4** Führen Sie das Bein dann auch etwas weiter hinter den Körper, dort den Fuß leicht ausdrehen und ebenfalls wippen. Wechseln Sie die Seite und trainieren Sie im Anschluss mit dem linken Bein.

Trainieren Sie jede Seite bis zur Erschöpfung der Muskulatur.

**Wichtig:** Spannen Sie Ihren Cat-Bodysuit vom Scheitel bis an die Fußspitzen auf.

# Add-on: High-Intensity-Positionen

Sobald Sie in den Grundübungen fit sind, können Sie die folgenden intensiven Übungen und Kombinationen als Herausforderung nutzen. Bei diesen wird zur Straffung des Oberschenkels auch das fasziale Mieder – vorwiegend im Bereich der tiefen Bauchmuskulatur und des Beckens – aktiviert. Diese Positionen erfordern Kraft, Koordination und Stabilität, die Sie zunächst mit den oben genannten Übungen aufbauen. Wir erweitern die Stabilisierungspositionen nun um die Komponente Faszien und bauen bewusst die Minifederungen mit ein. Eine superstraffende Kombination!

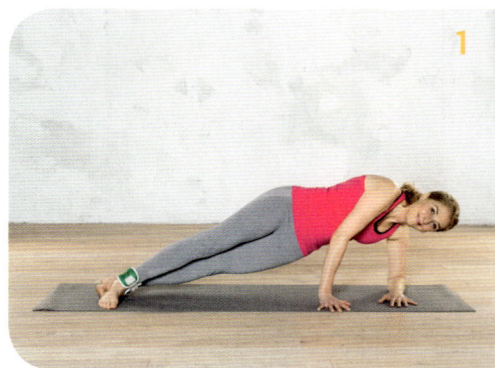 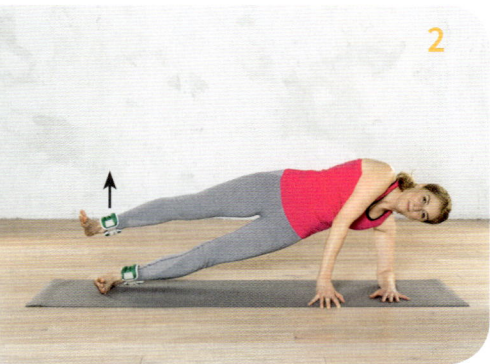

## Der Oberschenkelstraffer – hochintensiv

**Tool:** Gewichtsmanschetten

1 Legen Sie sich auf Ihre linke Seite und strecken Sie die Beine aus. Spannen Sie Ihr fasziales Mieder auf und drücken Sie Ihren Körper dann mit dem bis in die Fußspitze gespannten linken Bein vom Boden weg. Die Arme unterstützen die Position.

2 Das linke Bein bleibt lang und stabil, mit dem rechten Bein federn Sie nach oben. Halten Sie die Position und führen Sie das rechte Bein jetzt beim Wippen auch nach vorne und hinten. Variieren Sie zusätzlich immer mal wieder die Fußstellung. Wechseln Sie die Seite und trainieren Sie im Anschluss mit dem linken Bein.

Trainieren Sie jede Seite bis zur Erschöpfung der Muskulatur.

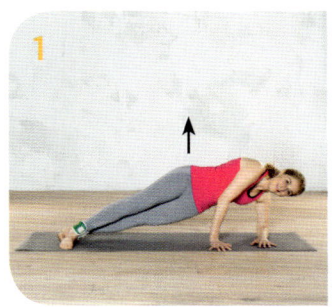 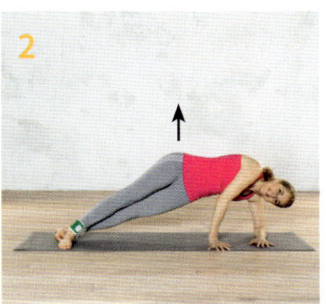 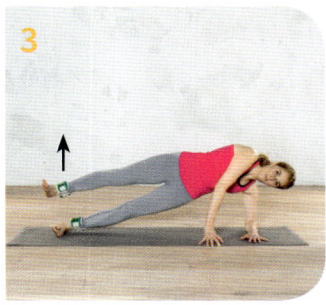

# Der Oberschenkelstraffer in Kombination mit dem Beckenstraffer

**Tool:** Gewichtsmanschetten

1 Legen Sie sich auf Ihre linke Seite und strecken Sie die Beine aus. Spannen Sie Ihr fasziales Mieder auf und drücken Sie Ihren Körper dann mit dem bis in die Fußspitze gespannten linken Bein vom Boden weg. Die Arme unterstützen und stabilisieren die Position. Wippen Sie jetzt mit dem Becken in Richtung Zimmerdecke.

2 Zur Steigerung ziehen Sie das Becken noch ein Stückchen höher und wippen in dieser Position.

3 Halten Sie Ihr Becken und beginnen Sie nun, mit dem rechten Bein die Federungen zum Straffen des Oberschenkels auszuführen. Trainieren Sie dabei auch alle Variationen und Positionswechsel vor und hinter den Körper. Als Herausforderung nehmen Sie noch die Gewichtsmanschetten hinzu. Wechseln Sie die Seite und trainieren Sie im Anschluss mit dem linken Bein.

Trainieren Sie jede Seite und jede Variante bis zur Erschöpfung der Muskulatur.

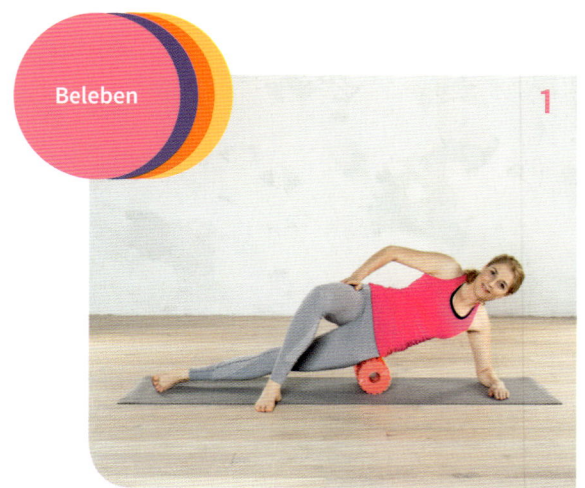
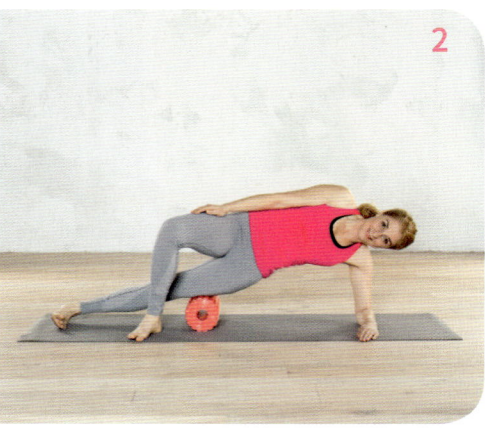

**Beleben**

# Die Oberschenkelaußenseite ausrollen

**Tool:** große Faszienrolle mit gerillter Oberfläche

Zur Cellulitebehandlung eignet sich speziell die gerillte Faszienrolle, da der deutlich erhöhte punktuelle Druck die Stimulation der kollagenen Gewebe steigert. Sollte Ihnen das am Anfang des Rollentrainings zu schmerzhaft sein, dann starten Sie mit einer Rolle mit glatter Oberfläche. In diesem Fall ist es besser, die Intensität der Behandlung im Laufe der Zeit zu steigern. Die folgende Übung kennen Sie bereits aus den Basisübungen des Faszientrainings (siehe Seite 96f.).

Für die erfolgreiche Behandlung von Cellulite ist das regelmäßige Ausrollen der Oberschenkelaußenseite essenziell. In diesem Fall rollen wir wiederum mit zwei unterschiedlichen Qualitäten und erreichen damit verschiedene Wirkungen: Das langsame Rollen nutzen wir, um Wasseransammlungen und Stauungen auszupressen und die fließende Dynamik innerhalb der Gewebe zu stimulieren. Das schnelle, herzhafte Rollen, um die Gewebe zu tonisieren und zu kräftigen. In beiden Fällen rollen Sie nicht nur in eine, sondern in möglichst viele unterschiedliche Richtungen. Kombinieren Sie diese beiden Qualitäten in einer Roll-Session.

**1 und 2** Rollen Sie jede Oberschenkelseite erst 3 bis 5 Minuten lang langsam aus, legen Sie dann eine halbe Minute Rehydrationspause ein und rollen Sie anschließend 2 Minuten lang schnell und herzhaft. Das Rollen können Sie auch während der trainingsfreien Regenerationstage einbauen. Auf jeden Fall aber **vor** und **nach** den Trainingseinheiten mit der Rolle arbeiten.

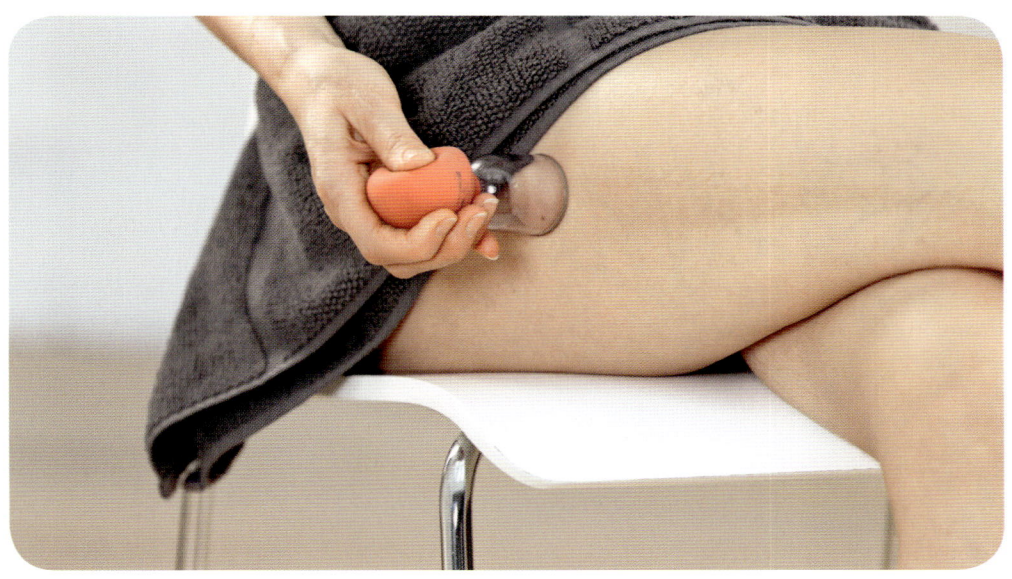

# Die Bindegewebsmassage für den Oberschenkel

**Tool:** Saugmassage-Glas

Ergänzen Sie das Rollen mit der Saugmassage zur Bindegewebsstraffung – also einen Tag Rollbehandlung, am nächsten Tag Saugmassage. Für die Massage gilt gleichermaßen wie für die Rollbehandlung: die Außenseite des Oberschenkels langsam wie auch robust und in möglichst viele Richtungen bearbeiten.

## Welche Sportarten wirken straffend bei Cellulite?

Wählen Sie eine sportliche Aktivität, bei der Laufen, Hüpfen, Springen und Kicks gefordert sind. Ballsportarten eignen sich recht gut, zum Beispiel Volleyball, Handball oder Basketball.
Die Bedeutung von regelmäßigem Laufen – damit ist das Rennen gemeint, nicht das Walken – wurde bereits hervorgehoben. Bauen Sie kurze Sprinteinlagen in Ihre Lauf-

runde ein, wie zum Beispiel dreimal hintereinander 5 Sprintschritte und dann wieder locker traben. Wer eher ein Faible für Tanz hat, sollte sich bei Kursen wie Afro-Dance, Modern Dance oder Ähnlichem einschreiben. Das sind Tanzformen, bei denen ausgiebig gesprungen und gehüpft wird.

Viele Kampfsportarten bieten zu den Kraft- und Koordinationsübungen fasziale Sprünge und Kicks, das gilt etwa für Kung-Fu, Taekwondo oder Karate.

Im Fitnessstudio können Sie alternativ auf dem Stepper trainieren oder Sie nutzen in Ihrer Umgebung Treppenabsätze, den Absatz am Gehsteig oder kleine Mäuerchen im Park, die Sie kreativ und unerschrocken für Ihre faszial federnden Zwecke einsetzen.

Schwimmen ist eindeutig gesundheitsfördernd, allerdings fehlt im Wasser die für das Anti-Cellulite-Programm wichtige elastische Rückfederungsstimulation der Beine. Sie könnten Ihr Aquaprogramm aber einfach um eine federnde Oberschenkel-straffer-Einheit erweitern, indem Sie vor und nach dem Schwimmtraining je eine 5- bis 10-minütige Laufrunde oder eine Sprungseil-Einheit absolvieren.

Sollten Sie eine überzeugte Qigong-, Yoga- oder Pilates-Praktizierende sein, so ist es für das gezielte Straffen des Bindegewebes am Oberschenkel wichtig, dass diese in vielerlei Hinsicht wertvollen Bewegungsprogramme speziell mit federnden Sprüngen ergänzt werden.

## * Alltagsübung:
## das Treppenantilopen-Special *

Lassen Sie Rolltreppen und Aufzüge bewusst links liegen. Immer. Springen Sie stattdessen wie bereits beschrieben als Treppenantilope Stufen hoch und hinab. Leichtfüßig, leise und schnell hinauf und auch wieder hinab. Variieren Sie ab und zu die Fuß- und Schrittpositionen. Bauen Sie zweimal wöchentlich einen Special Effect ein und springen Sie zwei bis drei Stufen auf einmal nach oben. Das ist besonders kräftigend für den Oberschenkel und formt zudem den Po! Falls Sie dabei einen (nicht zu schweren) Rucksack oder eine Tasche tragen, so ist das ein optimales Trainingsplus.

# Das Baukastenprinzip

Hier finden Sie nun einige Vorschläge für Übungsabfolgen als Anregung für Ihr persönliches Training. Je nachdem, welche Schwachstellen Sie bei unserem Selbsttest (siehe Seite 43ff.) identifiziert haben und welche Körperbereiche Sie betonen und besonders straffen möchten, können Sie dabei individuelle Schwerpunkte setzen. Die einzelnen Abfolgen lassen sich kombinieren und selbstverständlich können Sie einzelne Bausteine durch andere Übungen ersetzen.

## Trainingsfolge: straffe Arme und feste Brust

### Der Brustöffner, S. 123

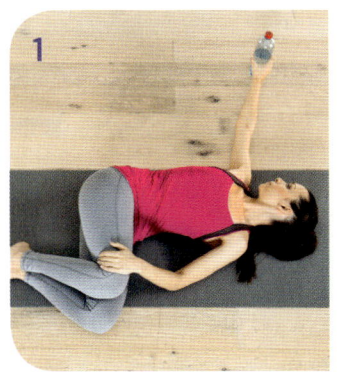 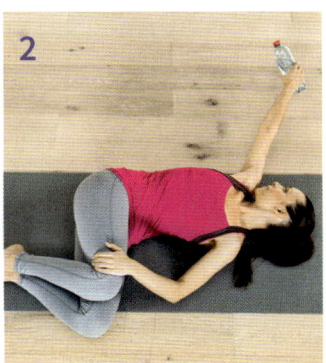 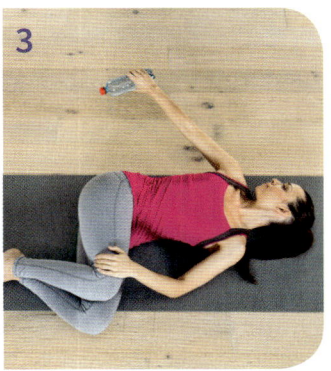

### Die Powerarms, S. 116

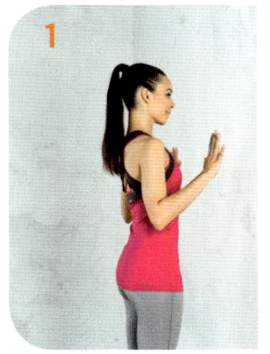 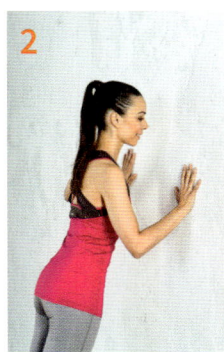 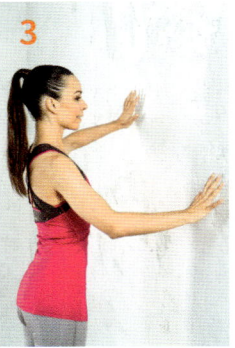 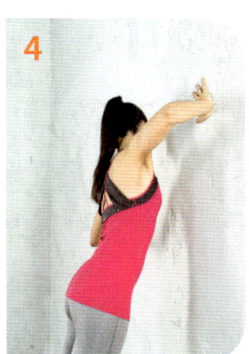

## Das Armkatapult, S. 124

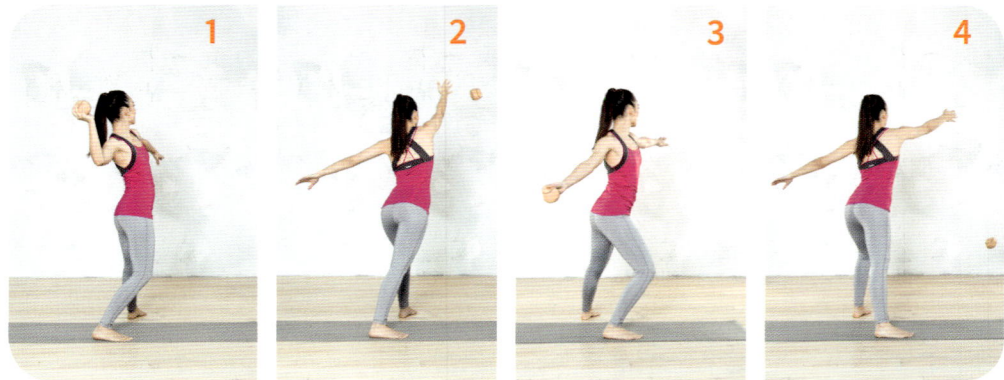

## Der Trizepsstraffer, S. 118

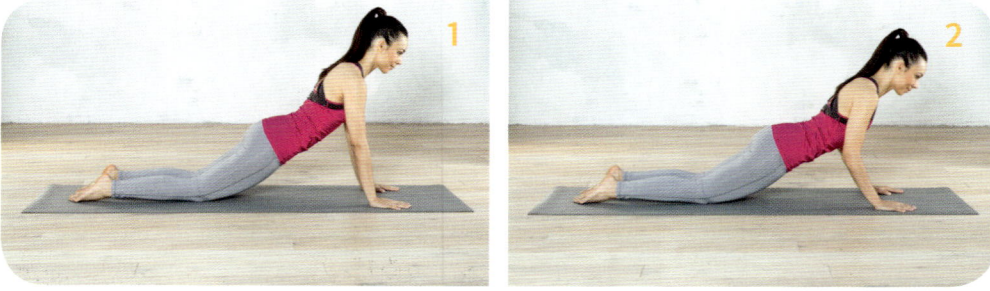

## Der Bruststraffer mit Hantel, S. 128

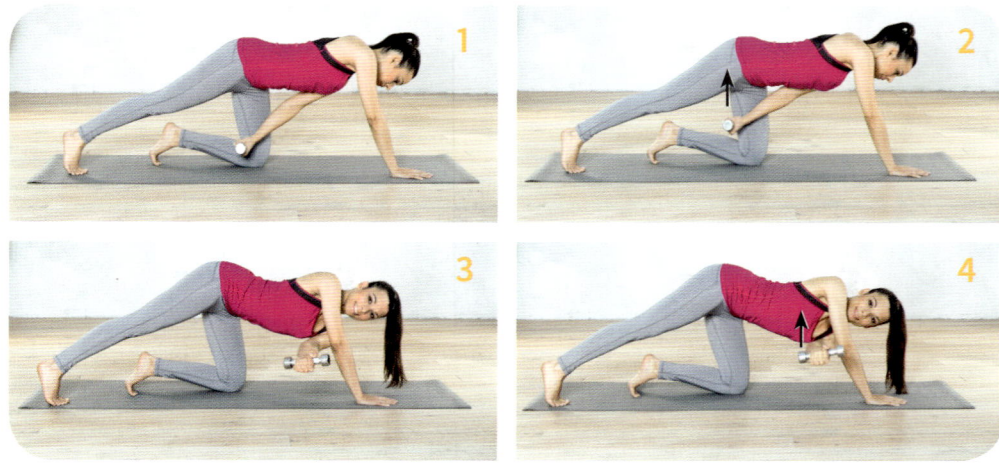

# Der Deltamuskelstraffer, S. 120

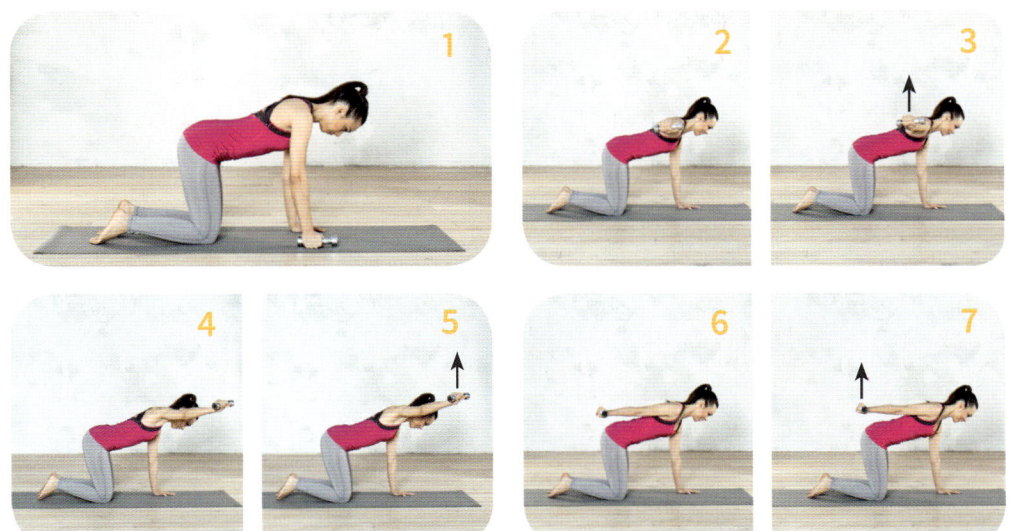

# Die Bindegewebsmassage für die Brust, S. 129

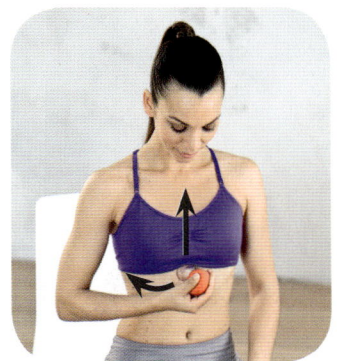

# Den Arm ausrollen, S. 121

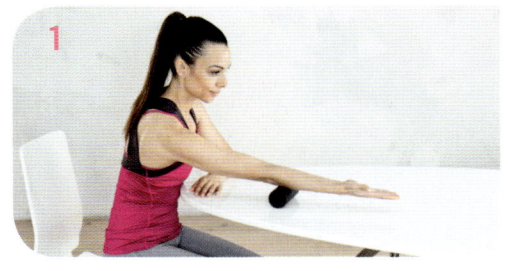
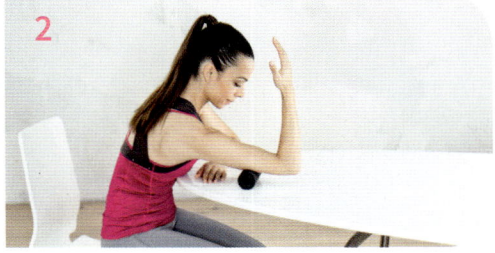

# Trainingsfolge: straffe Mitte und Beckenboden

## Das Netzwerk Mitte aktivieren, S. 131

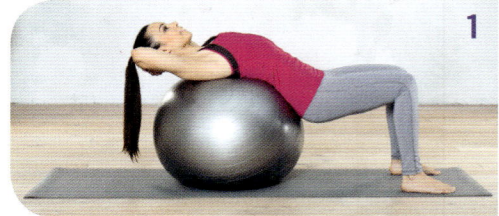 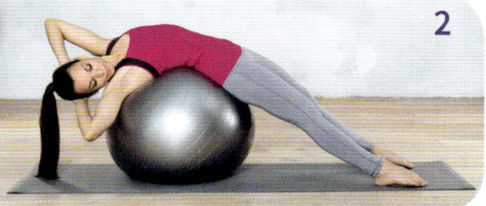

## Der Frosch-Sprung, S. 140

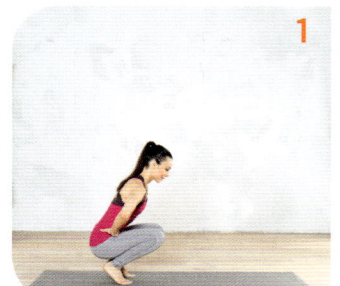 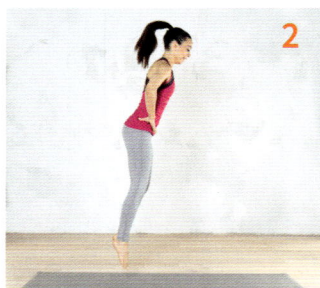 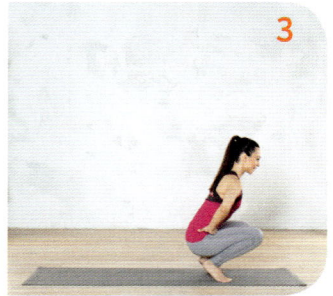

## Der Powerwurf, S. 132f.

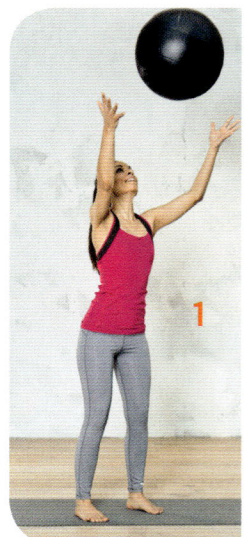 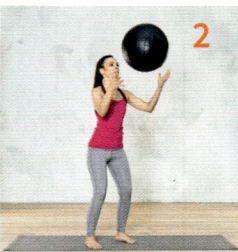 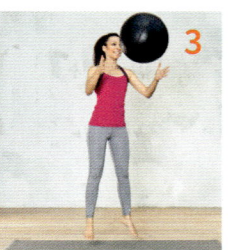 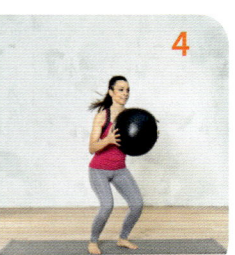

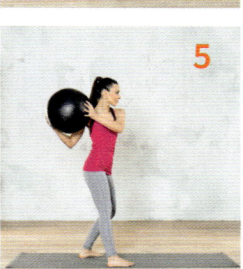 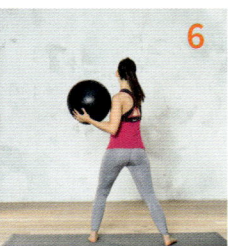 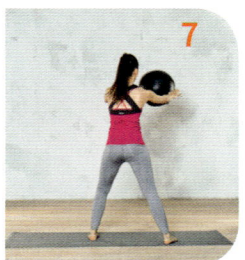

## Der Adduktoren-Kick – leicht, S. 154

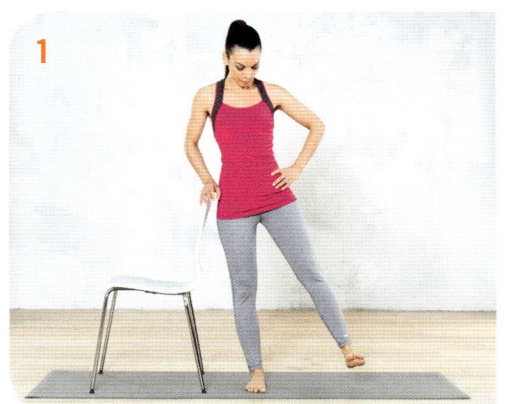 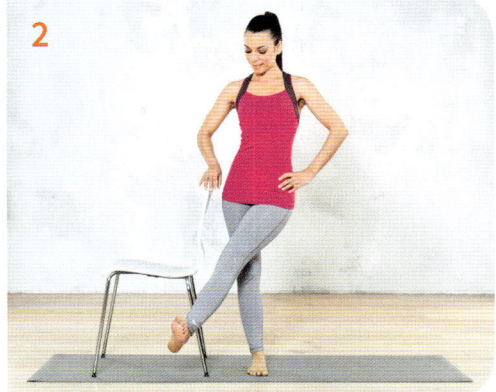

## Die gesamte Bauchmuskulatur straffen, S. 135

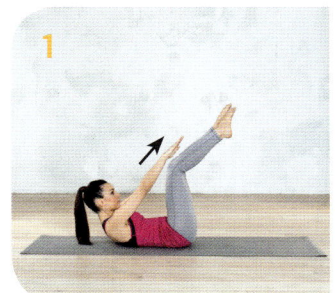 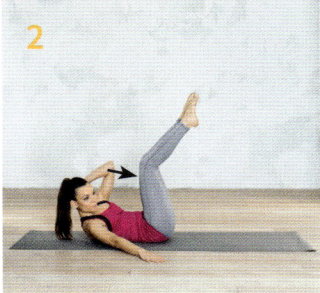 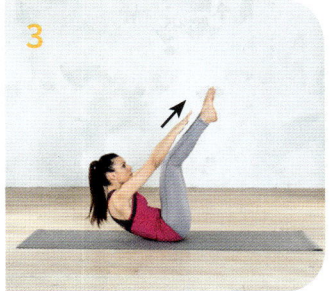

## Die Fußwippe, S. 148

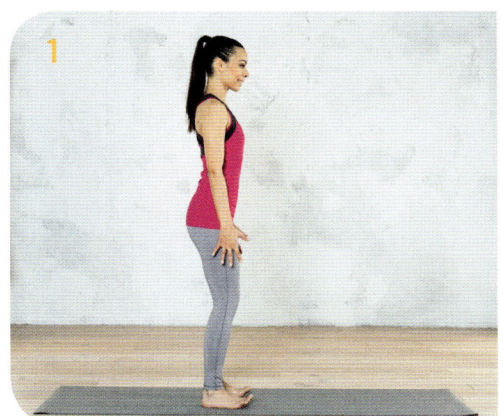 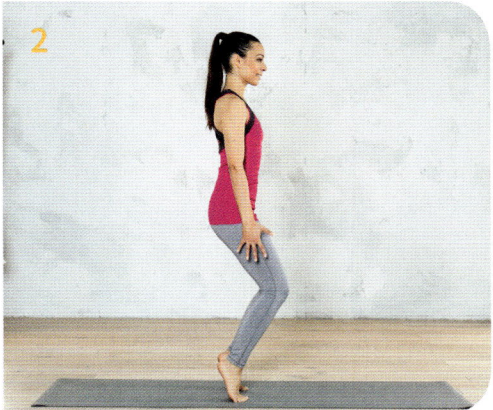

## Der Taillenstraffer – intensiv, S. 136

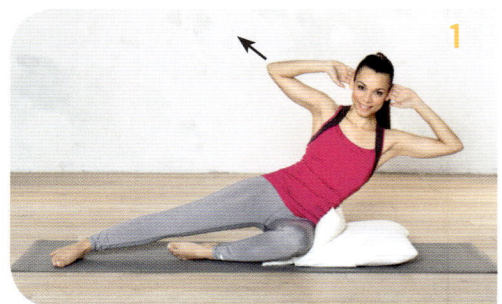
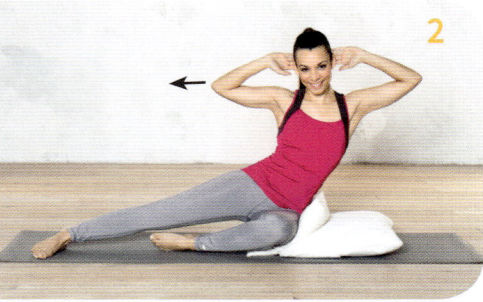

## Die Bindegewebsmassage für den Bauch, S. 137

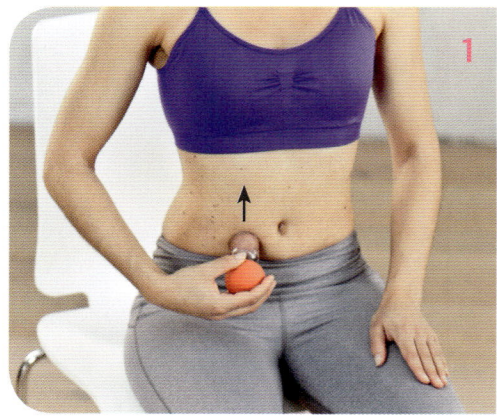
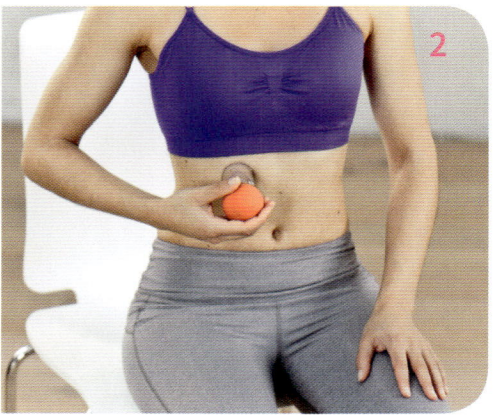

## Die Beininnenseite ausrollen, S. 159

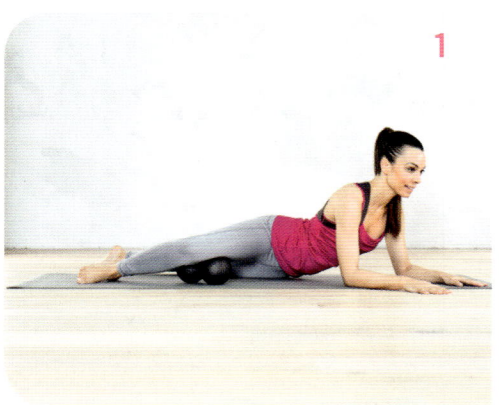
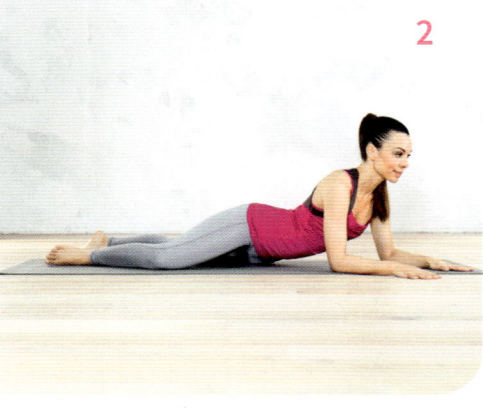

# Trainingsfolge: Anti-Cellulite-Programm und straffer Oberschenkel

## Das Tentakelbein, S. 163

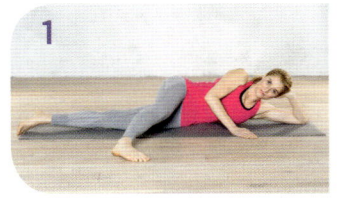 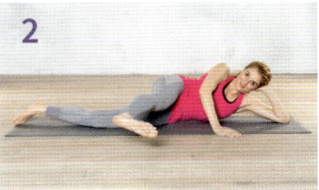 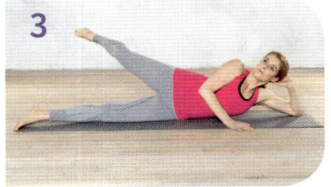

## Der Hopserlauf, S. 147    Der Känguru-Jump, S. 147

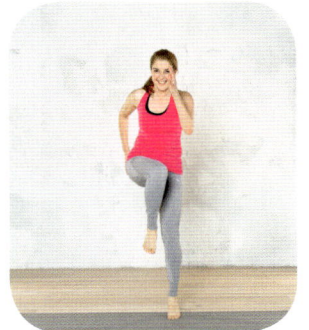 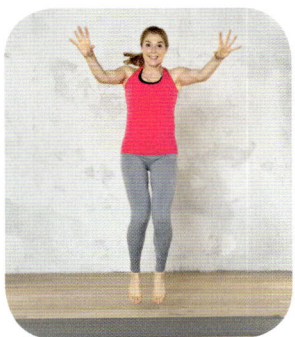

## Der federnde Einbein-Kick, S. 166

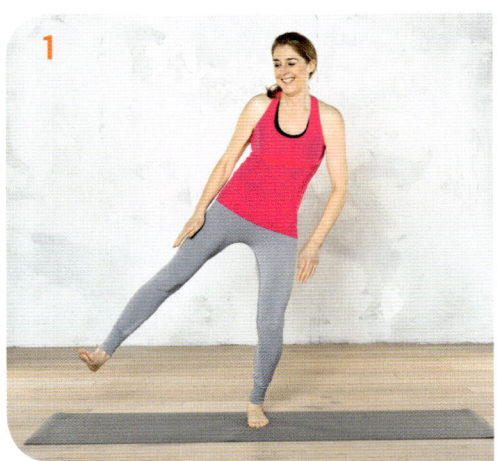 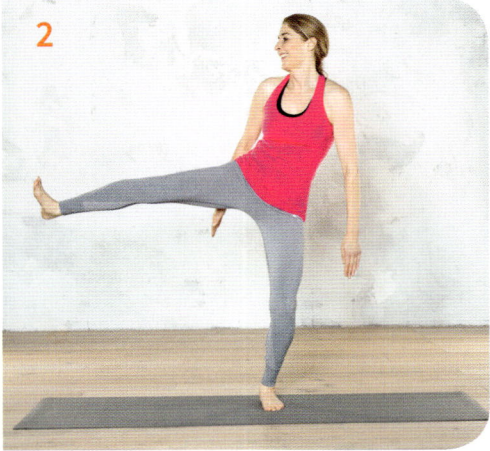

leichte Variante

## Der Oberschenkelstraffer mit Gewichtsmanschette – intensiv, S. 171

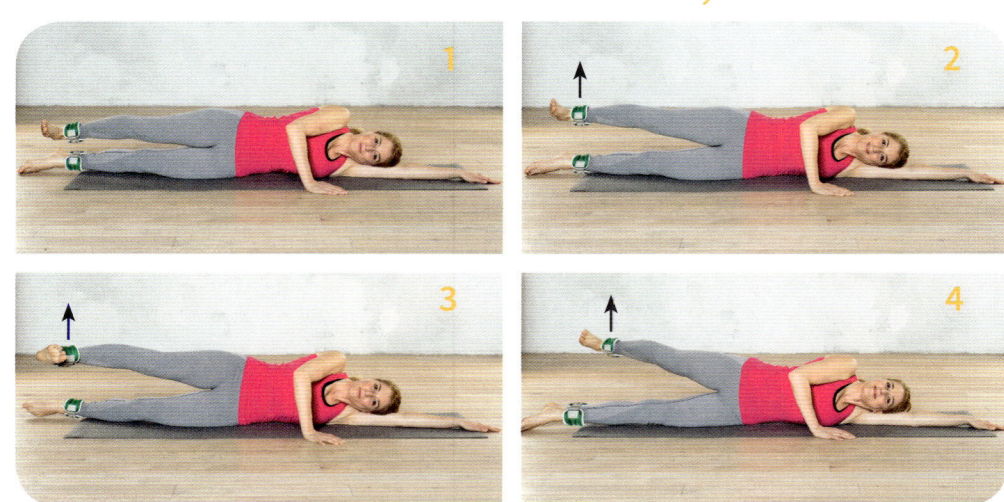

alternativ

## Der Oberschenkelstraffer mit Fitnessband – intensiv, S. 170

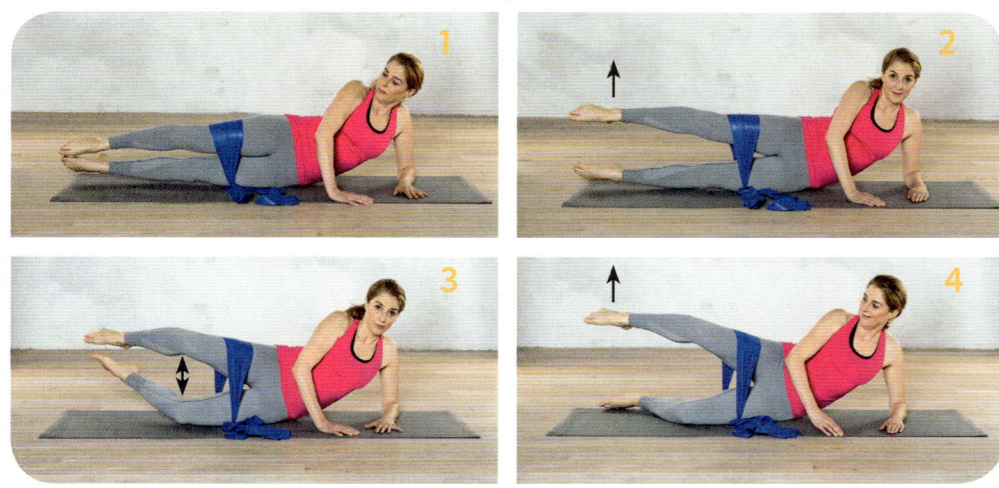

intensive Variante

## Der Oberschenkelstraffer in Kombination mit dem Beckenstraffer, S. 173

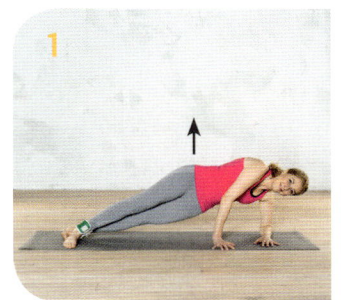 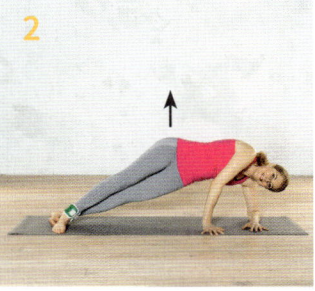 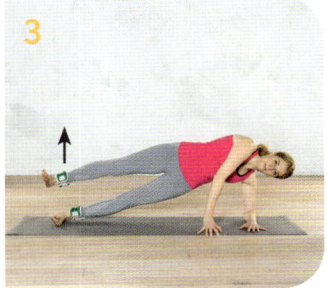

## Die Oberschenkelaußenseite ausrollen, S. 174

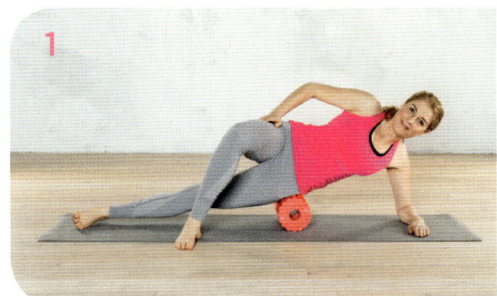 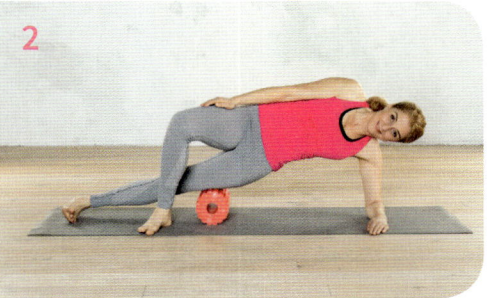

alternativ

## Die Bindegewebsmassage für den Oberschenkel, S. 175

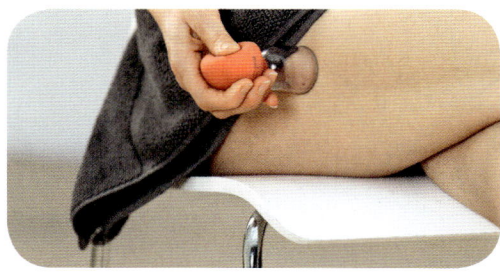

# Tipps und Tools

## Bezugsquellen für Trainingstools

**ARTZT vitality, www.artzt-vitality.de**

* Gymnastikball (ARTZT vitality Fitness-Ball)
* Gymnastikmatte (ARTZT vitality Übungsmatte)
* Miniball (ARTZT vitality Miniball)
* Faszienbox (Faszien Fitness Box)

Diese in Zusammenarbeit mit der Firma ARTZT vitality entwickelte Box bietet die optimale Grundausstattung für ein erfolgreiches Anti-Cellulite-Programm. Zum einen kann sie bei den dynamischen Sprungelementen auf unterschiedlichen Levels zum Einsatz kommen. Zum anderen enthält sie die wichtigsten Tools für das Faszientraining: ein Sprungseil, eine große Faszienrolle, eine Minirolle, einen Duoball und zwei Gewichtsmanschetten.

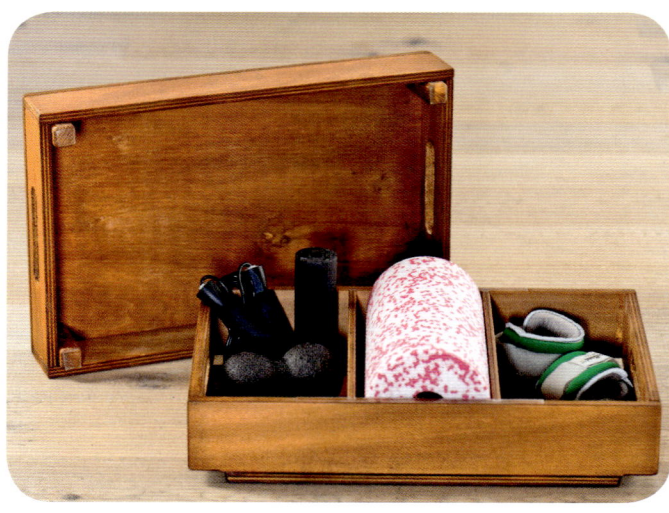 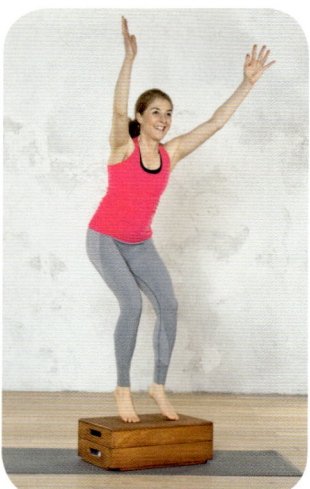

**vitality sports GmbH, shop.physiotherapeut.de**

* Fitnessband (ARTZT vitality Übungsband)
* Gewichtsmanschetten (Thera-Band Gewichtsmanschetten)
* Hanteln (GYMSTICK™ Studio-Hanteln)
* Medizinball (TOGU Medizinball)

**NOHrD, www.waterrower.de**

* Schwunghantel (Swing Hantel)
* kleiner Gewichtsball (Swing HaptikBall)

**BLACKROLL, blackroll.de**

* große Faszienrolle mit glatter Oberfläche (BLACKROLL® Standard)
* große Faszienrolle mit gerillter Oberfläche (BLACKROLL® GROOVE)
* Minirolle (BLACKROLL® MINI)
* großer Duoball (BLACKROLL® DuoBall)

**Megafitness-Shop, www.megafitness-shop.info**

* Softball (ATX® Double Deck)

**Fitstore.de, www.fitstore.de**

* Overball (Overball)

**Perform Better Europe, www.perform-better.de**

* „Himmel und Hölle"-Tool (adidas Agility Grid)
* Sprungseil (Power Jump Rope)

**Deutscher Akupunktur Vertrieb, www.akupunktur-vertrieb.de**

* Saugmassage-Glas (Massageschröpfglas mit Ball)

## Kurse, Bücher und DVDs

* www.fascialnet.com
* www.fascial-fitness.com

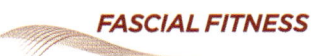

* Ausbildung zum zertifizierten Fascial Fitness Trainer bis Mastertrainer

* Weiterbildung in Fascial Toning, dem neuen Programm zum Straffen des Bindegewebes

* Im Onlineshop finden Sie Produkte rund um das Thema Faszien wie Bücher und DVDs

Fascial Fitness Association GmbH
Bleigäßchen 2, 86150 Augsburg
Telefon: +49 821 54 37 15 41
office@fascial-fitness.com

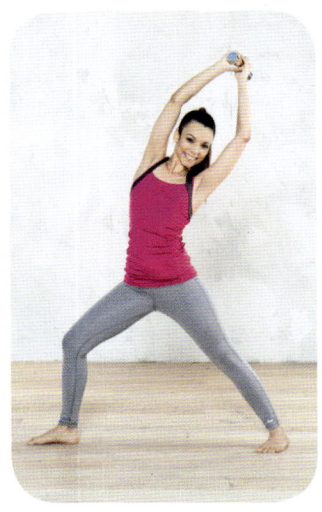

## Empfehlenswerte Adressen: Therapeuten- und Trainernetzwerk

Unter den angegebenen Adressen finden Sie Therapeuten und Trainer, die Behandlungen, Bewegungsprogramme oder Weiterbildungen zum Thema Faszien anbieten.

* Fascial Fitness Association: Ausbildung zum Fascial-Fitness-Trainer in Zusammenarbeit mit der Fascia Research Group, Ulm, www.fascial-fitness.com
* Somatics Academy München: weiterbildende Schule unter der Leitung von Divo Müller und Dr. Robert Schleip, www.somaticsacademy.de
* Fascia Research Group, Ulm: Forschungsabteilung der Universität Ulm unter Leitung von Direktor Dr. Robert Schleip, www.fasciaresearch.de
* Fascial Walk, Markus Roßmann, www.concept-rossmann.com
* Fascial Yoga, Daniela Meinl, www.danielameinl.com
* European Rolfing Association, www.rolfing.org
* Deutsche Gesellschaft für Myofascial Release e. V., www.myofascial.de
* Pilates und Faszien, Britta Brechtefeld und Ute Weiler, www.pilates-bodymotion.de
* Yoga, Pilates und Faszien, Amiena Zylla, www.amienaswerkstatt.de
* Fascia Center Vienna: Therapie, Reha und Training, Beatrix Baumgartner und Karin Mügge, www.fascia-center-vienna.at
* Faszien in Bewegung, Gunda Slomka, www.gunda-slomka.de
* Weiterbildung in Medau-Gymnastik, www.medau-schule.de
* Typaldos, Fasziendistorsionsmodell, www.fdm-europe.com
* Fasziendistorsionsmodell, Frank Römer, www.ifdmo.com
* Schmerztherapie Liebscher & Bracht, www.liebscher-bracht.com
* Faszientherapeutische Weiterbildungen, www.golgi-plus.de
* Myofasziale Therapie nach Dr. Mosetter, www.myoreflextherapie.de
* Faszientherapie und Kampfkunst, www.equilibriumstate.de
* Faszientherapeutische Weiterbildungen, www.manus.at
* Training, Sport und Therapie, Edo Hemar, www.sport-reha.com
* Zentrum für Physiotherapie und Rehabilitation, Klaus Eder, www.eden-reha.de

**Ein Danke von Herzen** an die zahlreichen und nicht alle beim Namen zu nennenden guten Kräfte, die zum Gelingen dieses Buches beigetragen haben. Mein besonderer Dank gilt Amiena Zylla, die als unser Model auch nach einem langen Fotoshooting mit heiterer Ausdauer in die Kamera strahlte. Sarah Gast, die sich mit zäher Freundlichkeit für dieses Projekt von der Idee bis zur Umsetzung der unzähligen praktischen Details engagiert hat. Karin Hertzer, die sich als Koautorin mit Elan in die komplexen Inhalte der Faszien gestürzt und diesem Buch mit ihrem kompetenten Know-how als Journalistin auf zahlreichen Ebenen zu weitaus besserem Format verholfen hat. Der größte Dank geht jedoch an Robert Schleip, der mir egal zu welcher Tages- und Nachtzeit mit Rat und Tat zur Seite stand und seine Begeisterung, seine Ideen und sein Wissen für die Faszien mit einer schier unerschöpflichen Energie und Großzügigkeit teilt. Das ist umso wertvoller, da Robert dabei nicht nur mein professioneller Partner ist, sondern mich auch als treuer Herzensgefährte durch die Höhen und Tiefen des Lebens begleitet. Danke.

# Register

# Impressum

1. Auflage 2015

© 2015 by Südwest Verlag, einem Unternehmen der Verlagsgruppe Random House GmbH, 81637 München.

**Hinweis**

Die Ratschläge/Informationen in diesem Buch sind von Autorinnen und Verlag sorgfältig erwogen und geprüft, dennoch kann eine Garantie nicht übernommen werden. Eine Haftung der Autorinnen bzw. des Verlags und seiner Beauftragten für Personen-, Sach- und Vermögensschäden ist ausgeschlossen.

Der Verlag weist ausdrücklich darauf hin, dass bei Links im Buch zum Zeitpunkt der Linksetzung keine illegalen Inhalte auf den verlinkten Seiten erkennbar waren. Auf die aktuelle und zukünftige Gestaltung, die Inhalte oder die Urheberschaft der verlinkten Seiten hat der Verlag keinerlei Einfluss. Deshalb distanziert sich der Verlag hiermit ausdrücklich von allen Inhalten der verlinkten Seiten, die nach der Linksetzung verändert wurden, und übernimmt für diese keine Haftung.

**Bildnachweis**

Fotoproduktion: Fotografie: Lisa Martin, Renate Forster | Haare/Make-up: Nilgün Konya | Models: Amiena Zylla, Divo Müller

Alle weiteren Fotos:

Elsevier: 14 (Purslow, PP (2005): Intramuscular connective tissue and its role in meat quality. In: Meat Science 70 (3): 435–447); fascialnet.com: 11, 13; Fotolia: 68 (maumau-design); Guimberteau, Dr. Jean Claude: 50 (endovivo.com); thinkstockphotos: 11 (MariuszBlach), 29 (nitrub), 53 (aon168), 84 (Natalia_Grabovskaya), 93 (Tom Brakefield); Schleip, Dr. Robert: 23; Springer Science and Business Media: 26 (Järvinen, TAH (2002): Organization and distribution of intramuscular connective tissue in normal and immobilized skeletal muscles. In: Journal of Muscle Research and Cell Motility 23 (3))

Illustrationen:

Kiermeier, Jürgen: 52/106/107 (nach einer Vorlage von fascial-fitness.com), 58 (thinkstockphotos/Didem Hizar, thinkstockphotos /AdrianHillman); Schurr, Nadine: 18, 19, 20, 21, 22 (nach einer Vorlage von fascial-fitness.com), 30 (mit freundlicher Genehmigung von Dr. Robert Schleip, aus Reeves, ND, Narici, MV, Maganaris, CN (2006): Myotendinous Plasticity to Ageing and Resistance Exercise in Humans. In: Exp Physiol 91(3): 483–498.), 34/43/44 (nach einer Vorlage aus: Schleip, Robert: Faszien-Fitness, Riva 2014), 46, 47, 48, 55, 60, 93 (mit freundlicher Genehmigung von Dr. Robert Schleip, nach Kawakami, Y, Muraoka, T, Ito, S, Kaneshisa, H, Fukunaga, T (2002): In Vivo Muscle Fibre Behaviour during Countermovement Exercisen in Humans Reveals a Significant Role for Tendon Elasticity. In: J Physio 540 (2): 635-646)

**Projektleitung**

Sarah Gast

**Redaktion**

Diana Sommer, Lübeck

**Bildredaktion**

Melanie Greier, Anka Hartenstein

**Layout**

Katja Muggli, München

**Gesaltung und Satz**

Layer-Cake, Jürgen Kiermeier, München

**Umschlaggestaltung**

*zeichenpool, München, unter Verwendung mehrerer Fotos von © Südwest Verlag/Forster&Martin

**Reproduktion**

Regg Media GmbH, München

**Druck und Verarbeitung**

Alcione, Lavis (Trento)

Printed in Italy

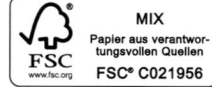

ISBN: 978-3-517-09387-1

Verlagsgruppe Random House FSC® N001967

Das für dieses Buch verwendete FSC®-zertifizierte Papier Profimatt liefert Sappi Ehingen.